胰肾联合移植600问

糖尿病尿毒症患者器官移植全息解答

名誉主编　薛武军
主编　陈正　张鹏

SPM 南方传媒
广东科技出版社
全国优秀出版社
·广州·

图书在版编目（CIP）数据

胰肾联合移植600问：糖尿病尿毒症患者器官移植全息解答／陈正，张鹏主编．—广州：广东科技出版社，2024.4

ISBN 978-7-5359-8123-3

Ⅰ．①胰…　Ⅱ．①陈…　②张…　Ⅲ．①胰腺—移植术（医学）—问题解答　②肾—移植术（医学）—问题解答　Ⅳ.①R657.5-44　②R699.2-44

中国国家版本馆CIP数据核字（2023）第142973号

胰肾联合移植600问：糖尿病尿毒症患者器官移植全息解答

Yi Shen Lianhe Yizhi 600wen: Tangniaobing Niaoduzheng Huanzhe Qiguanyizhi Quanxijieda

---

出 版 人：严奉强
责任编辑：李　婷　黄豪杰
装帧设计：友间文化
责任校对：陈　静
责任印制：彭海波
出版发行：广东科技出版社
（广州市环市东路水荫路11号　邮政编码：510075）
销售热线：020-37607413
https: //www.gdstp.com.cn
E-mail：gdkjbw@nfcb.com.cn
经　　销：广东新华发行集团股份有限公司
印　　刷：广州一龙印刷有限公司
（广州市增城区荔新九路43号）
规　　格：890 mm × 1 240 mm　1/32　印张8.75　字数200千
版　　次：2024年4月第1版
2024年4月第1次印刷
定　　价：59.80元

主编单位　广州医科大学附属第二医院器官移植中心

名誉主编　薛武军

主　　编　陈　正　张　鹏

副 主 编　陈荣鑫　刘路浩　张伟婷　李嘉莉　邓绚莹

编　　者（排名不分先后）

陈　正　张　鹏　陈荣鑫　刘路浩　邓绚莹

马俊杰　张伟婷　李嘉莉　方佳丽　李光辉

曹米布　赖兴强　熊韫祎　李　立　徐　璐

尹　威　万　娇　郭予和　吴佳林　张异蕊

郭泽彬

主编简介

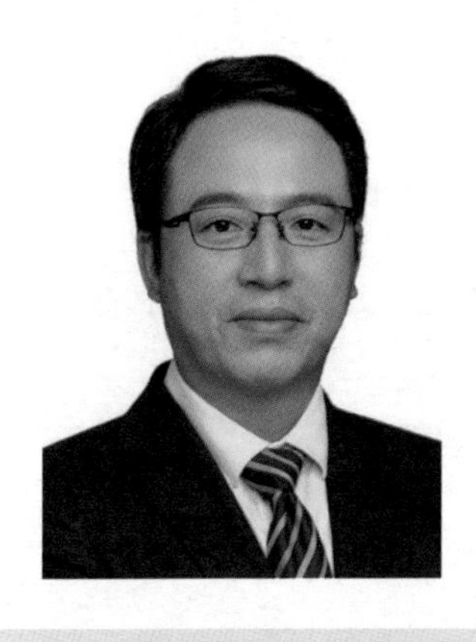

陈 正

医学博士 主任医师

博士研究生导师

医学博士，主任医师，博士研究生导师，广东省杰出青年医学人才，广州医科大学附属第二医院器官移植中心主任。中华医学会器官移植学分会委员，中华医学会外科学分会移植学专业委员会委员，中华医学会器官移植学分会器官捐献学组委员，国家肾脏移植质控中心专家委员会委员，中国人体健康科技促进会理事会理事，广东省医学会器官移植学分会副主任委员，广州市器官移植学分会主任委员，《中华器官移植杂志》特约编委。获广东省科技进步三等奖1项、广州市科技进步三等奖1项，获实用新型专利9项，参编专著8部。以第一（通讯）作者发表论文58篇，其中SCI收录论文33篇。主刀完成肾移植3 200余例，活体肾移植500余例，胰肾联合移植200余例，擅长肾移植、胰肾联合移植及移植后并发症的处理。

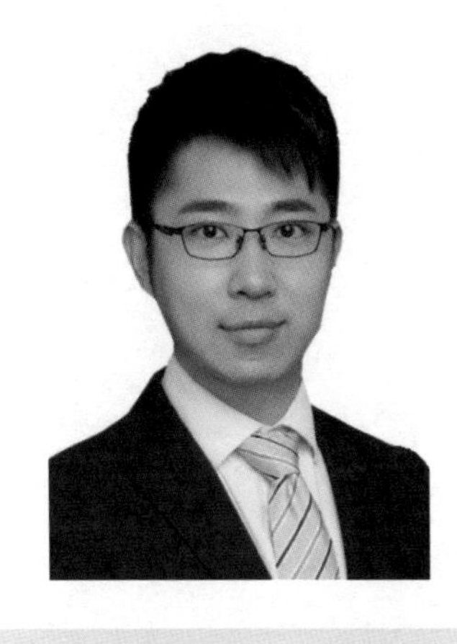

张 鹏

医学博士　博士后
广州市高层次人才

医学博士，博士后，主治医师，广州市高层次人才，美国康奈尔大学（Cornell University）访问学者。广东省免疫学会移植免疫分会委员，广东省生物医学工程学会加速康复外科临床与工程青年分会委员，广东省基层医药学会器官捐献与移植专业委员会委员，广州市医学会器官移植学分会委员，《中国普通外科杂志》中青年编委。主持中国博士后科学基金1项、广东省自然科学基金1项、广东省医学科研基金2项、广州市科技计划2项、校级课题4项，参与国家自然科学基金4项，参编中英文专著7部。以第一（通讯）作者发表论文23篇，其中SCI收录论文12篇。获实用新型专利1项。擅长胰肾联合移植及肾移植术前评估、围手术期管理及术后并发症的诊疗。

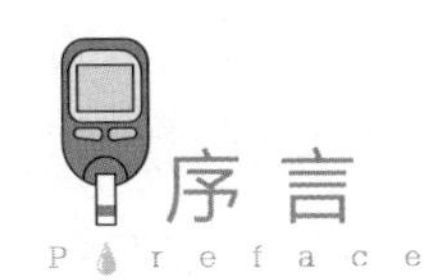

序言

Preface

国际糖尿病联盟（IDF）发布的最新数据显示，截至2021年，全球约有5.37亿的成年糖尿病患者。中国糖尿病患者数量达1.41亿人，发病率高达12.8%。其中，90%以上是2型糖尿病。糖尿病血糖控制不佳，很容易诱发肾脏病，导致肾功能受损，可进展成尿毒症。糖尿病患者发生了尿毒症，如果只进行单纯的肾脏移植，虽然恢复了肾脏功能，但糖尿病的问题仍然没有解决，而且肾移植术后需服用的抗排斥药物也会对血糖产生不利影响，使血糖比移植前更难控制，糖尿病所导致的血管病变等继发性并发症也会严重影响患者术后的生活质量和移植肾的存活时间。

自1966年首例胰肾联合移植（PKT）在美国明尼苏达大学成功实施以来，随着新型免疫抑制剂的临床应用、器官保存技术的改进及手术技术的日趋完善和成熟，胰肾联合移植成功率显著提高，尤其是近10余年来，胰肾联合移植的成功率和受者长期存活率已高于单纯肾移植的水平。据国际胰腺移植登记机构（IPTR）记录，至2020年全球已实施63 000多例胰腺移植，其中多数是胰肾联合移植。胰肾联合移植是目前国际公认的治疗1型糖尿病、部分2型糖尿病合并尿毒症最有效的方法。

陈正教授是我国胰肾联合移植领域的著名专家，主刀完成胰肾联合移植200余例，他领导的广州医科大学附属第二医院器官移植中心团队年度胰肾联合移植手术量居全国第一，手术成功率和术后远期存活率国际领先。在丰富的临床工作基础上，他组织主编了《胰肾联合移植600问——糖尿病尿毒症患者器官移植全息解答》一书。图书以问答的形式，依据学科最新共识、指南及规范，同时结合临床经验，就胰肾联合移植术前术后的相关问题进行了深入浅出的细致解答，易于读者理解，具有非常重要的临床实际指导价值，可作为胰肾联合移植受者的健康指导用书，也可作为参与胰肾联合移植受者管理的随访工作者和基层医师翻阅的重要工具书。

中华医学会器官移植学分会主任委员

西安交通大学器官移植研究所所长

2023年5月

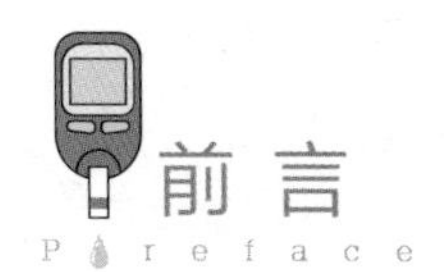

前言

国际糖尿病联盟（IDF）发布的2021年全球糖尿病地图（第10版）显示，2021年全球成年糖尿病患者数量达到5.37亿例，预计到2024年糖尿病患者数量将增加到7.83亿例。糖尿病是全球性疾病，中国所面临的糖尿病防控形势严峻。根据IDF发布的2021年全球糖尿病地图，中国是成年糖尿病患者最多的国家，过去的10年（2011—2021年）间，我国的糖尿病患者由9 000万例增加至1.41亿例，增幅达56%，预计到2045年中国糖尿病患者数量将达到1.75亿例。随之而来的，是糖尿病慢性并发症发生率的显著增加。40% ~ 50%的1型糖尿病和20%的2型糖尿病患者最终会发生肾功能衰竭等严重并发症。

全球首例胰肾联合移植是由明尼苏达大学的Kelly与Lillihei等教授在1966年完成的，患者术后成功脱离了外源性胰岛素，并存活2个月。我国于1982年施行了首例胰腺移植，1989年施行首例胰肾联合移植，早期例数不多，受者和移植胰腺1年存活率均不足5%。但随着手术方式的改进和抗排斥药物的发展，胰肾联合移植术已成为目前治疗糖尿病合并终末期肾病最成熟的多器官联合移植手术。

胰肾联合移植可使糖尿病患者摆脱外源胰岛素依赖，防止糖尿病并发症的恶化，恢复肾功能，显著提高生活质量。研究表明，接受胰肾联合移植的患者术后能有效摆脱胰岛素依赖，其存活率和长期生存率高于仅接受了肾移植的糖尿病患者。但因为胰肾联合移植的手术风险和难度较大，且对于供体和受体的选择均有严格限定条件，因此，目前国内开展胰肾联合移植的移植中心并不多。大家对于胰肾联合移植的认识渠道主要来源于新闻媒体或期刊文献，里面的专业术语和描述对于没有接受过器官移植专业训练的医疗卫生从业人员和普通大众来说，过于专业化。同时，我们在临床工作中也发现很多终末期糖尿病肾病患者对胰肾联合移植手术了解甚少，因担心手术风险及不清楚自己是否适合该手术等原因而错过了最佳的治疗时机。基于以上原因，我们编撰此书，希望解答广大患者、普通民众和医疗卫生从业人员对于胰肾联合移植专业方面的疑问。

本书从糖尿病肾病及肾衰竭、移植器官捐献、移植术前评估、移植手术及麻醉、移植术后管理、移植术后康复及随访和胰岛移植等7个方面详细介绍胰肾联合移植的全过程，为读者提供全面系统的解答。本书通过一问一答的形式，总结了多年临床一线工作中遇到的患者最关切的问题，用简练形象的语言和精美直观的插图，帮助读者理解复杂、抽象的医学专业知识，使读者从条理清晰、重点突出的问答中认识疾病；更有助于读者理解胰肾联合移植术，通过术前准备及术后管理，延长移植物和移植受者的存活时间。

我们希望本书可以成为每位读者的“口袋医生”，不仅帮助患者更清晰地认识胰肾联合移植，减少医患之间的信息差，同时为医疗卫生从业者全方位了解胰肾联合移植提供一定的参考。

本书科普性强、深入浅出，是国内第一本胰肾联合移植领域的问答类科普读物。本书的出版得到了广东省医学科研基金（A2022250）、广州市科技计划项目（2024A03J0191）、广东省临床重点专科、广州市泌尿疾病学重点学科、广州医科大学临床重点专科、广州医科大学科研能力提升项目的资助。同时，我们也诚挚地向参与本书编写的同行和优质高效的广东科技出版社编辑团队表示衷心的感谢。

陈正　张鹏

2024年1月

目录

Contents

PART 一

糖尿病、糖尿病肾病及肾衰竭的疾病认知

PART 二 器官捐献与移植的基本常识

PART 三 胰肾联合移植术前评估

PART 四 胰肾联合移植手术及麻醉知识

PART 五 胰肾联合移植 术后疾病管理

PART 六 胰肾联合移植 术后康复及随访

PART 七 胰岛移植
改善糖尿病的另一种方式

PART 一

糖尿病、糖尿病肾病及肾衰竭

的疾病认知

糖尿病是一组因胰岛素绝对或相对分泌不足和（或）胰岛素利用障碍引起的碳水化合物、蛋白质、脂肪代谢紊乱性疾病，以高血糖为主要特征，会导致眼、肾、神经、心脏、血管等组织器官慢性进行性病变、功能减退及衰竭，病情严重或应激时可发生急性严重代谢紊乱，如糖尿病酮症酸中毒、高渗高血糖综合征。随着我国人口老龄化与生活方式的变化，糖尿病从少见病变成流行病。2021年，全球糖尿病的成年患者数量达到5.37亿（10.5%），我国糖尿病患者数量高达1.41亿。

糖尿病肾病（DKD）指由糖尿病导致的慢性肾脏疾病，是糖尿病主要的微血管并发症之一。病变可累及肾小球、肾小管、肾间质、肾血管等，临床以持续性蛋白尿和（或）肾小球

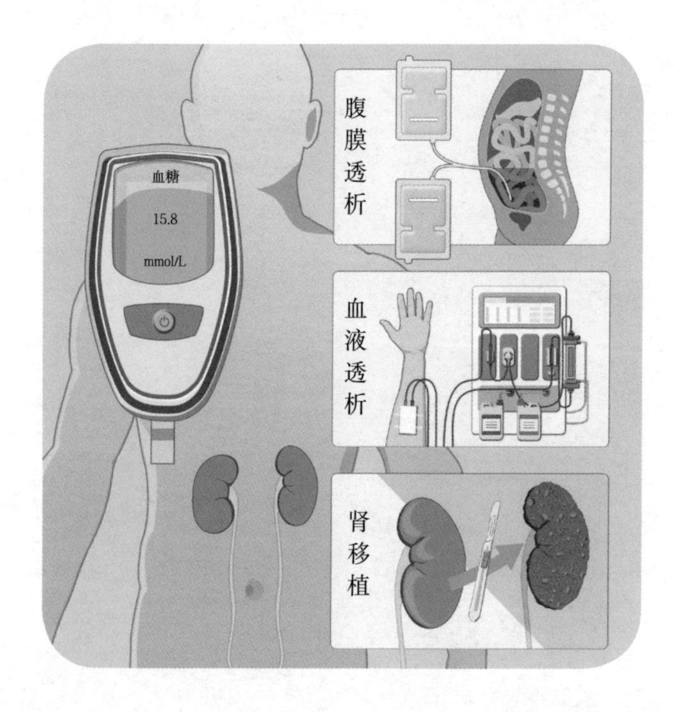

滤过率进行性下降为主要特征，可进展为终末期肾病。特别是在进入尿毒症期后，糖尿病各种并发症的进程明显加快，病情更加复杂，甚至需要进行肾脏替代治疗（如血液透析、腹膜透析和器官移植），严重影响患者生活质量。糖尿病肾病起病隐匿，发病机制不明，其进展为终末期肾病的速度是其他肾脏病变的14倍。胰肾联合移植是治疗糖尿病合并尿毒症的有效方法，使患者摆脱透析和胰岛素注射，极大地提高患者生活质量，使其重新回归家庭和社会。

001 糖尿病是一种什么疾病？

答：糖尿病是一组因胰岛素绝对或相对分泌不足和（或）胰岛素利用障碍引起的碳水化合物、蛋白质、脂肪代谢紊乱性疾病，以高血糖为主要特征。近40年来，随着我国人口老龄化与生活方式的变化，糖尿病从少见病变成了一种流行病。国际糖尿病联盟（IDF）2021年全球糖尿病地图显示，预计到2045年中国糖尿病患者数量将达到1.75亿例。

002 糖尿病的典型症状是什么？

答：糖尿病的典型临床表现为“三多一少”，即多饮（烦渴多饮，饮水量和饮水次数增多）、多食（饥饿感，饭量大）、多尿（尿量和排尿次数增多）和体重下降（消瘦）。

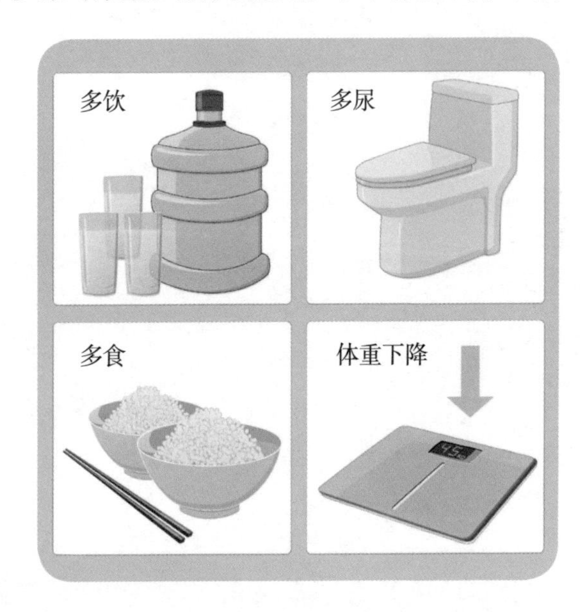

003 糖尿病有哪些危害？

答：糖尿病病程久且危害大，可引起全身多系统损害，导致眼、肾、神经、心脏、血管等组织器官的慢性进行性病变、功能减退及衰竭，病情严重或应激时可引起急性严重代谢紊乱。

004 糖尿病会遗传给下一代吗？

答：中国人有糖尿病的遗传易感性，目前全球已经定位超过100个2型糖尿病易感位点，包括KCNJ11、PPARG、KCNQ1等，但高加索人发现的易感基因中在中国人群中能得到验证的不到50%。而对于胰岛B细胞功能单基因缺陷、胰岛素作用单基因缺陷导致的糖尿病，均是与基因缺陷密切相关的，但还未证实这些基因缺陷是否可以遗传。

005 为什么糖尿病在我国逐渐变成了流行病？

答：主要有以下4个方面的原因。

①城市化：人们生活方式改变，体力活动明显减少，生活节奏的加快使得人们长期处于应激环境。

②老龄化：我国60岁以上老年人的比例逐年增加。

③超重肥胖患病率增加：《中国居民营养与慢性病状况报告（2020年）》显示，我国超重肥胖率继续上升，成年居民超重率和肥胖率分别为34.3%和16.4%。

④中国人有糖尿病的遗传易感性。

006 我国糖尿病的流行病学特点有哪些？

答：①以2型糖尿病为主，男性高于女性。

②各民族间的糖尿病患病率存在较大差异，其中汉族发病率较高，藏族发病率最低。

③城市高于农村。

④肥胖和超重人群糖尿病患病率显著增加。

007 糖尿病分为几种类型？

答：世界卫生组织（WHO）1999年的糖尿病病因学分型体系将糖尿病分为4大类，即1型糖尿病、2型糖尿病、特殊类型糖尿病和妊娠期糖尿病。2型糖尿病最为常见。

008 糖尿病是什么器官功能障碍导致的？

答：胰腺。糖尿病是一种与胰腺分泌的胰岛素密切相关的代谢性疾病，胰岛素在胰腺分泌后进入血液，调控全身的血糖水平，是人体唯一使血糖下降的激素。胰腺分泌胰岛素的绝对或相对不足，均会引起糖尿病。

009 胰腺的主要功能是什么？

答：胰腺是一个狭长的腺体，位于中腹部，横置于腹后壁1～2腰椎体平面，质地柔软，呈灰红色。胰腺有外分泌和内分泌两种功能。外分泌部分泌消化液，从胰管流入消化道，帮助消化糖、蛋白质和脂肪。内分泌部由大小不同的细胞团（胰岛）组成，分泌物进入血液循环，可调控血糖及帮助消化。

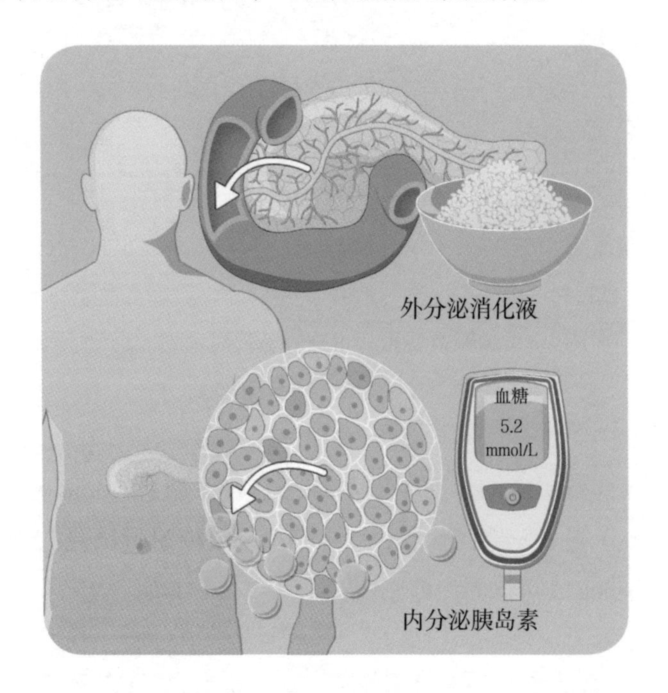

010 除了糖尿病之外，还有哪些情况会导致血糖升高？

答：急性感染、创伤或其他应激情况下可出现暂时性血糖升高，若没有明确的糖尿病病史，就临床诊断而言不能以此时的血糖值诊断糖尿病，须在应激等病因消除后再复查，确定糖代谢状态。

011 怎样明确糖代谢状态？

答：目前国际通用的诊断标准和分类是世界卫生组织（WHO）1999年的标准。糖代谢状态分为4种：

糖代谢状态	静脉血浆葡萄糖/mmol·L^{-1}	
	空腹血糖（FPG）	糖负荷后2 h血糖（2 hPPG）
正常血糖	<6.1	<7.8
空腹血糖受损（IFG）	6.1≤FPG<7.0	<7.8
糖耐量减低（IGT）	<7.0	7.8≤2 hPPG<11.1
糖尿病	≥7.0	≥11.1

注：IFG和IGT统称糖调节受损，也称为糖尿病前期。

012 怎样诊断糖尿病?

答：糖尿病的诊断一般不难，空腹血糖≥7.0 mmol/L，和（或）餐后2 h血糖≥11.1 mmol/L，或糖耐量试验2 h血糖≥11.0 mmol/L可诊断为糖尿病。

013 糖化血红蛋白诊断糖尿病的标准及临床意义是什么?

答：糖化血红蛋白（HbA1c）在临床上已作为评估长期血糖控制状况的金标准，也是临床决定是否需要调整治疗的重要依据。标准的HbA1c检测方法的正常参考值为4%～6%。2011年WHO建议糖化血红蛋白诊断糖尿病的切点为≥6.5%。而国内一些研究结果显示，中国成人诊断糖尿病的最佳切点为6.2%～6.4%，以6.3%作为依据较多。糖化血红蛋白的临床意义主要是了解过去8～12周的平均血糖水平，是反映血糖控制状况的最主要指标。

014 1型和2型糖尿病的主要鉴别点是什么？

答：1型和2型糖尿病的主要鉴别点详见下表。

主要鉴别点	1型糖尿病	2型糖尿病
病因	胰岛素绝对不足	胰岛素相对不足
发病年龄	一般在30岁以下	高发人群在35岁以上
体型	一般正常或稍微偏瘦	一般肥胖
症状	有典型的“三多一少”症状	起病缓慢且隐匿，一般体检才能发现血糖异常问题
并发症	有慢性并发症，但易出现急性并发症，如酮症酸中毒	慢性并发症更为复杂
治疗方法	使用外源性胰岛素的方式补充身体胰岛素不足	通过调整生活方式、口服降糖药物等

015 1型糖尿病的临床特征是什么？

答：①发病年龄通常小于30岁。

②“三多一少”症状明显。

③以酮症或酮症酸中毒起病。

④体型非肥胖。

⑤空腹或餐后的血清C肽浓度明显降低。

⑥出现自身免疫标记，如谷氨酸脱羧酶抗体、胰岛细胞抗体、人胰岛细胞抗原2抗体、锌转运体8抗体等。

016 2型糖尿病的临床特征是什么？

答：2型糖尿病，旧称非胰岛素依赖型糖尿病或成人发病型糖尿病，多在35岁之后发病，起病较缓慢，占糖尿病患者90%以上。患者特征为高血糖、相对缺乏胰岛素、胰岛素抵抗等。常见症状有烦渴、尿频、不明原因的体重减轻，可能还包括多食、疲倦或全身酸痛等。

017 2型糖尿病的三级预防是指什么？

答：一级预防的目标是控制2型糖尿病的危险因素，预防2型糖尿病的发生。

二级预防的目标是早发现、早诊断和早治疗2型糖尿病患者，在已诊断的患者中预防糖尿病并发症的发生。

三级预防的目标是延缓已发生的糖尿病并发症的进展、降低致残率和死亡率，并改善患者的生存质量。

倡导合理膳食、控制体重、适量运动、限盐、控烟、限酒、心理平衡的健康生活方式，家族中有糖尿病患者的人群更应尽早预防。

018 糖尿病的急性和慢性并发症包括哪些？

答：急性并发症主要包括糖尿病酮症酸中毒、高血糖高渗状态；慢性并发症主要包括糖尿病肾病、糖尿病视网膜病、糖尿病神经病变、糖尿病性下肢血管病变、糖尿病足。

019 糖尿病酮症酸中毒是指什么?

答：糖尿病酮症酸中毒是糖尿病的急性并发症之一，是由于胰岛素严重缺乏和升糖激素不适当升高引起的糖、脂肪和蛋白代谢严重紊乱综合征，临床以高血糖、高血清酮体和代谢性酸中毒为主要表现。发病前数天可有多尿、烦渴多饮和乏力症状的加重；失代偿阶段出现食欲减退、恶心、呕吐、头痛、烦躁、嗜睡等症状，常伴呼吸深快、呼气中有烂苹果味（丙酮气味）；病情进一步发展，出现严重失水现象，尿量减少、皮肤黏膜干燥、眼球下陷，脉快而弱，血压下降、四肢厥冷；到晚期，各种反射迟钝甚至消失，终至昏迷。

020 糖尿病神经病变是指什么?

答：糖尿病神经病变是糖尿病最常见的慢性并发症之一，病变可累及中枢神经及周围神经，以后者多见。糖尿病神经病变的发生与糖尿病病程、血糖控制等因素相关，病程达10年以上者，易出现明显的神经病变临床表现。

021 糖尿病神经病变有哪些临床表现?

答：远端对称性多发性神经病变可表现为双侧肢体疼痛、麻木、感觉异常。近端运动神经病变表现为一侧下肢近端严重疼痛。局灶性单神经病变可表现为上睑下垂、面瘫、眼球固定、面部疼痛及听力损害。自主神经病变可累及心血管、消化、呼吸、泌尿生殖等系统，出现体温调节异常、泌汗异常及神经内分泌障碍。

022 糖尿病足有什么危害？

答：糖尿病足是糖尿病患者因下肢远端神经异常和不同程度的血管病变导致的足部感染、溃疡和（或）深层组织破坏。糖尿病足是糖尿病最严重和治疗费用最高的慢性并发症之一，重者可导致截肢，甚至死亡。

023 口服降糖药物的种类有哪些？

答：①磺脲类和格列奈类：直接刺激胰岛B细胞分泌胰岛素。

②二肽基肽酶（DPP-4）抑制剂：主要药理作用是通过减少体内胰高血糖素样肽-1（GLP-1）的分解、增加GLP-1浓度从而促进胰岛B细胞分泌胰岛素。

③双胍类：主要药理作用是减少肝脏葡萄糖的输出。

④噻唑烷二酮类化合物（TZDs）：主要药理作用为改善胰岛素抵抗。

⑤α-糖苷酶抑制剂：主要药理作用为延缓碳水化合物在肠道内的消化吸收。

⑥钠-葡萄糖协同转运蛋白2（SGLT2）抑制剂：主要药理作用为通过减少肾小管对葡萄糖的重吸收来增加肾脏葡萄糖的排出。

024 糖尿病的治疗过程中，会有低血糖的风险吗？

答：糖尿病患者在治疗过程中可能出现血糖过低现象。低血糖可导致不适甚至生命危险，也是血糖达标的主要障碍，应该引起特别注意。对非糖尿病患者来说，低血糖症的诊断标准为血糖＜2.8 mmol/L，而接受药物治疗的糖尿病患者只要血糖水平≤3.9 mmol/L就属低血糖范畴。

025 糖尿病治疗过程中出现低血糖的原因是什么？

答：①使用胰岛素或胰岛素促泌剂。

②未按时进食，或进食过少。

③运动量增加。

④酒精摄入，尤其是空腹饮酒。

⑤疾病因素，比如肝脏衰竭、心力衰竭等导致血糖偏低。

026 什么是糖尿病肾病？其发病机制是什么？

答：糖尿病肾病是指由糖尿病所致的慢性肾脏病（CKD）。我国有20%～40%的糖尿病患者合并糖尿病肾病，其现已成为慢性肾脏病和终末期肾病的主要病因。

目前认为多种因素参与糖尿病肾病发生，包括遗传因素、代谢紊乱所引起的炎症反应因素等。除此之外，氧化应激、自噬、糖代谢异常、外泌体等多种机制在不同层面参与糖尿病肾病的发生发展。

027 糖尿病肾病的危险因素有哪些？

答：糖尿病肾病的危险因素包括高龄、长病程、高血压、肥胖（尤其是腹型肥胖）、高血脂和环境污染等。

028 长期的糖尿病是如何一步步损害肾脏的？

答：糖尿病肾脏病变是糖尿病最严重的并发症之一，在1型糖尿病患者中最为典型，主要表现为一种以血管损害为主的肾小球病变。糖尿病早期肾体积增大，肾小球滤过率增加，呈高滤过状态，以后逐渐出现间隙蛋白尿或微量蛋白尿，随着病程的延长出现持续蛋白尿、水肿、高血压、肾小球滤过率降低，进而导致肾功能不全、尿毒症，是糖尿病患者主要的死亡原因之一。

029 如何诊断糖尿病肾病？

答：糖尿病所致的慢性肾脏病称为糖尿病肾病，诊断主要依据尿白蛋白和预估肾小球滤过率（eGFR）水平，主要包括eGFR < 60 mL/（min · 1.73 m^2）或尿白蛋白与肌酐比值 $>$ 30 mg/g持续超过3个月。尿白蛋白排泄影响因素多，需在6个月内多次检测，至少2次方可诊断，但需排除感染、发热、心力衰竭等因素。此外，部分患者无微量蛋白尿，可行肾脏穿刺明确诊断。

030 糖尿病肾病如何分期?

答：糖尿病肾病诊断确定后，应根据预估肾小球滤过率进一步判断慢性肾脏病严重程度，进行预估肾小球滤过率分期；或根据尿白蛋白与肌酐比值，行白蛋白尿分期；也可根据肾穿刺活检结果，糖尿病肾病间质和血管病变评分进行病理分期。

031 糖尿病肾衰竭患者的血压需控制在什么范围?

答：推荐18岁以上的非妊娠期糖尿病患者血压控制在140/90 mmHg以下。对伴有白蛋白尿的患者，血压应控制在130/80 mmHg以下。成人患者舒张压不宜低于70 mmHg，老年患者舒张压不宜低于60 mmHg。

032 糖尿病肾功能异常的高血压患者推荐使用哪一类降压药?

答：对糖尿病肾功能异常的高血压患者，强烈推荐血管紧张素转化酶抑制剂，包括卡托普利、培哚普利等，或血管紧张素受体拮抗剂，包括厄贝沙坦、氯沙坦、缬沙坦、替米沙坦、奥美沙坦药物治疗。这两类药物可减少心血管事件，改善尿蛋白，延缓肾病进展及终末期肾病的发生。

033 听说有个新药叫做非奈利酮，可以改善糖尿病肾病，是这样吗?

答：非奈利酮是一种非甾体盐皮质激素受体拮抗剂，可降低与2型糖尿病相关的慢性肾病的成人患者持续预估肾小球滤过率下降、终末期肾病、心血管死亡、非致死性心肌梗死和心力衰竭住院的风险，降低终末期肾病的发病率。因此，推荐糖尿病肾病患者服用非奈利酮。

034 糖尿病肾病多久会进展成尿毒症?

答：目前糖尿病肾病已成为世界范围内引起尿毒症，即终末期肾病的主要原因。近50%的有微量蛋白尿的1型糖尿病患者会在10年内进展为终末期肾病，75%的患者会在20年内进展为终末期肾病。2型糖尿病出现大量蛋白尿的患者，在20年内约有20%的可能进展为终末期肾病。

035 糖尿病肾病引起的尿毒症和糖尿病合并尿毒症的治疗方式有区别吗?

答：不论是哪种方式引起的尿毒症，都可进行透析治疗和器官移植。透析方式包括血液透析和腹膜透析。移植手术包括肾移植、胰肾联合移植和胰岛移植。

036 肾脏的结构和功能是怎样的?

答：肾脏内部的结构，可分为肾实质和肾盂两部分。肾实质外层为皮质，内层为髓质，肾小管汇成集合管。若干集合管汇合成乳头管，尿液由此流入肾盂。肾脏主要功能是生成尿液，借以清除体内代谢产物及某些废物、毒物，同时经重吸收功能保留水分及其他有用物质。肾脏又是机体部分内分泌激素的降解场所和肾外激素的靶器官。肾脏的这些功能，保证了机体内环境的稳定，维持正常的新陈代谢。

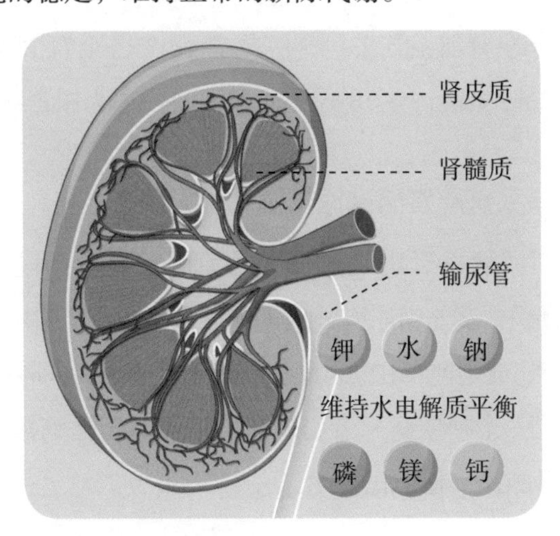

037 慢性肾脏病是指什么？

答：慢性肾脏病（CKD）是指各种原因引起的慢性肾脏结构损伤和肾功能下降。

038 慢性肾脏病如何分期？

答：根据预估肾小球滤过率来对慢性肾脏病进行分期。

CKD分期	肾脏损害程度	eGFR/mL·(min^{-1}·1.73 m^{-2})
1期（G1）	肾脏损伤伴eGFR正常	≥90
2期（G2）	肾脏损伤伴eGFR轻度下降	60～89
3a期（G3a）	eGFR轻中度下降	45～59
3b期（G3b）	eGFR中重度下降	30～44
4期（G4）	eGFR重度下降	15～29
5期（G5）	肾衰竭	<15或透析

注：eGFR为预估肾小球滤过率。

039 什么是尿毒症?

答：慢性肾脏病5期，肾脏损害程度已至肾衰竭阶段，eGFR＜15 mL/（min・1.73 m^2）或透析时，称为尿毒症。

040 糖尿病患者出现尿毒症有哪几种原因?

答：糖尿病患者出现尿毒症的原因主要包括以下几种。①糖尿病肾病；②非糖尿病肾病（包括原发性肾小球疾病、与衰老相关的肾病或之前存在急性肾损伤等）；③二者同时存在。

因此，一个糖尿病患者出现尿毒症不一定是糖尿病肾病导致的，也可能是其他原因。

041 为什么有人得了肾病马上就进入尿毒症期，有人却治愈了?

答：病理类型是决定肾病预后的重要因素。如微小病变、轻系膜增生型肾病，预后较好，很容易达到临床治愈；但膜增殖性肾炎、局灶节段性肾小球硬化、新月体性肾炎、IgA肾病4～5级、糖尿病肾病等，预后就较差，这些患者中很多在5～10年就发展至尿毒症了。有些患者因肾病起病隐匿，无特殊不适或临床表现，发现时已进入尿毒症期。建议肾病患者尽早行肾穿刺活检，以明确肾脏疾病病理类型。

042 尿毒症会遗传给下一代吗?

答：尿毒症可由多种原因引起。在我国，大部分尿毒症患者的原发病是原发性肾小球肾炎。高血压肾病、糖尿病肾病、肾结石、多囊肾亦可导致尿毒症。部分病因所致的尿毒症是会遗传的，如多囊肾是一种常染色体显性遗传病，奥尔波特综合征（Alport Syndrome）是遗传性肾小球肾炎中最常见的一种。

043 如果发现肾小球滤过率下降，还有办法恢复吗？

答：如果早期肾小球滤过率下降，进行针对病因的治疗以后，肾小球滤过率有可能恢复，比如糖尿病肾病的早期即调控血糖，肾小球滤过率可能会上升。但是如果疾病的中晚期肾小球滤过率下降，血肌酐已经升高，则较难逆转。

一般来说，急性、短期的肾小球的损伤通过及时正确的治疗可以逆转，而慢性、长期的损伤，较难逆转。

044 如何计算肾小球滤过率？肾小球滤过率的正常值是多少？

肾小球滤过率与肌酐清除率具有密切关系。肾小球滤过率是指肾脏在单位时间内从血浆中清除全身代谢产物的数量。肌酐清除率是指肾脏在单位时间内从血浆中清除肌酐的量。由于肌酐是肾小球滤过率的标志物，因此肌酐清除率可以反映肾小球滤过率的大致范围。一般来说，肌酐清除率越低，肾小球滤过率就越低。肌酐清除率与肾小球滤过率之间存在线性关系。肌酐清除率=[（140−年龄）×体重（kg）]/[0.818×血肌酐（μmol/L）]，女性需按计算结果×0.85。肌酐清除率的正常值成人为80～120 mL/min，新生儿为40～65 mL/min。总之，肾小球滤过率与肌酐清除率密切相关，通过测量肌酐清除率可以了解肾小球滤过率的大致范围，从而评估肾脏的功能和健康状况。

045 血肌酐的正常值是多少？

答：男性为53～106 μmol/L（0.6～1.2 mg/dL）；

女性为44～97 μmol/L（0.5～1.1 mg/dL）；

小儿为24.9～69.7 μmol/L。

不同的实验室测量方法不同，参考值范围会略有波动。

046 血肌酐的单位mg/dL与μmol/L之间如何换算？

答：血肌酐的单位换算为1 mg/dL=88.41 μmol/L。根据地域不同，我国大部分地区的医院多以μmol/L为单位，而少数地区如香港则以mg/dL为单位。

047 肾穿刺活检是有创检查吗？

答：是的，肾穿刺活检术是通过局部麻醉穿刺取出部分肾组织，进行病理切片分析的一种有创检查。

048 肾穿刺活检对于尿毒症患者有怎样的意义？

答：肾穿刺活检是确定肾脏原发病的金标准，能明确区分糖尿病肾病、肾小球肾炎、IgA肾病等，通过肾穿刺活检术可以使超过三分之一患者的临床诊断得到修正。正确的诊断是有效治疗的前提，不同类型的肾脏疾病有不同的治疗方案。通过肾活检病理结果明确了病因，也可以更为准确地评价肾脏病患者的预后。另外，确定原发病（如IgA肾病），对于预防肾移植术后的肾病复发或术后抗排斥药物方案调整有重要指导价值。对于终末期肾病患者，肾脏已萎缩，肾功能无法逆转，治疗方案多为透析治疗或移植手术，肾穿刺活检此时已较难进行。但早期肾活检对于明确是否糖尿病肾病或肾病综合征等有帮助，有助于胰肾联合移植术后用药方案中激素使用时长的调整，以及IgA肾病等的复发预测。

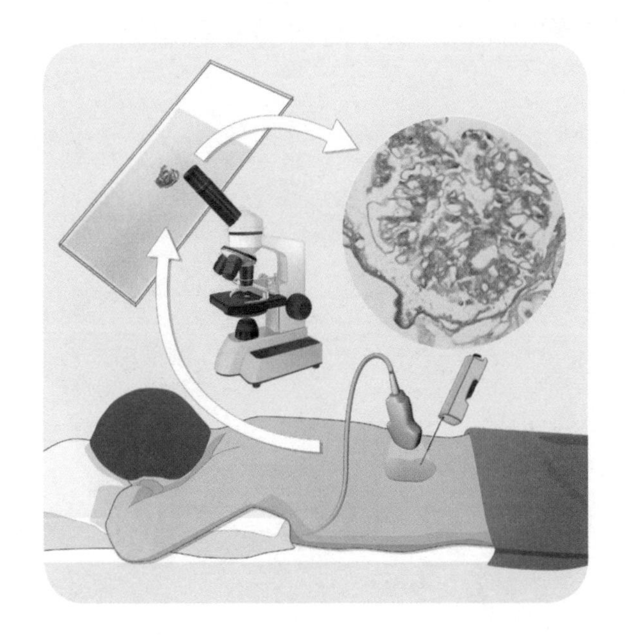

049 胰肾联合移植手术是治疗糖尿病合并尿毒症的有效途径吗?

答：是的。成功的胰肾联合移植可减轻糖尿病导致的肾损伤，改善左心室功能，减少心血管并发症，延缓糖尿病视网膜病变和神经等系统病变，改善皮肤损伤愈合情况，提高患者生存率和生存质量。

050 什么是胰肾联合移植术？

答：胰肾联合移植术是指将供体一侧肾脏、整个胰腺及胰头端一部分十二指肠移植至受者体内的过程。移植后的胰腺及肾脏可发挥正常的作用，使患者摆脱透析和胰岛素注射，极大地提高患者生活质量，使其重新回归家庭和社会。

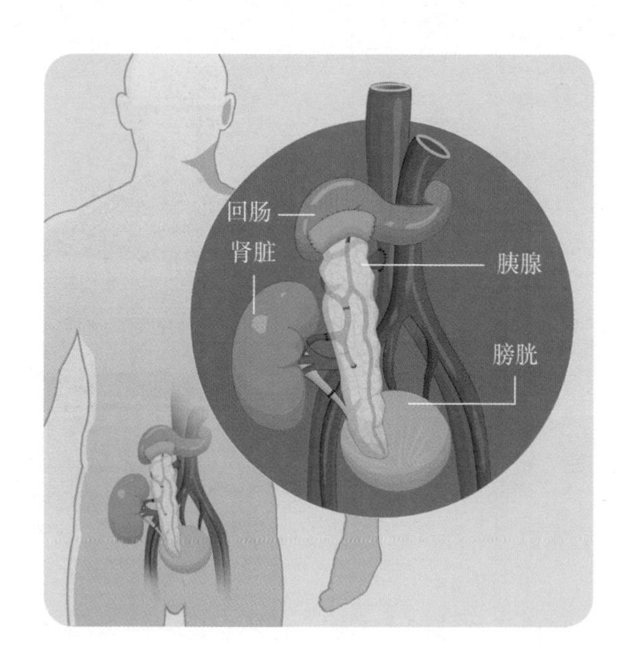

PART 二

器官捐献与移植
的基本常识

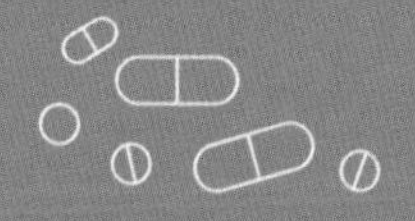

器官移植，一般是指将已判定为心脏死亡、脑死亡或心脑双死亡的人的部分健康器官，经家属同意捐赠后，经过评估、获取、修整后置入配型成功的终末期疾病患者体内的一种治疗方式。终末期疾病患者需先完善各项身体指标及配型检查评估，方可排队等待。等待期间，在中国人体器官分配与共享计算机系统（COTRS）中，完成ABO血型系统、人类白细胞抗原（HLA）分型、群体反应性抗体（PRA）、淋巴细胞毒交叉试验（又称补体依赖细胞毒试验，CDC）的匹配，配型成功后才可进行手术。

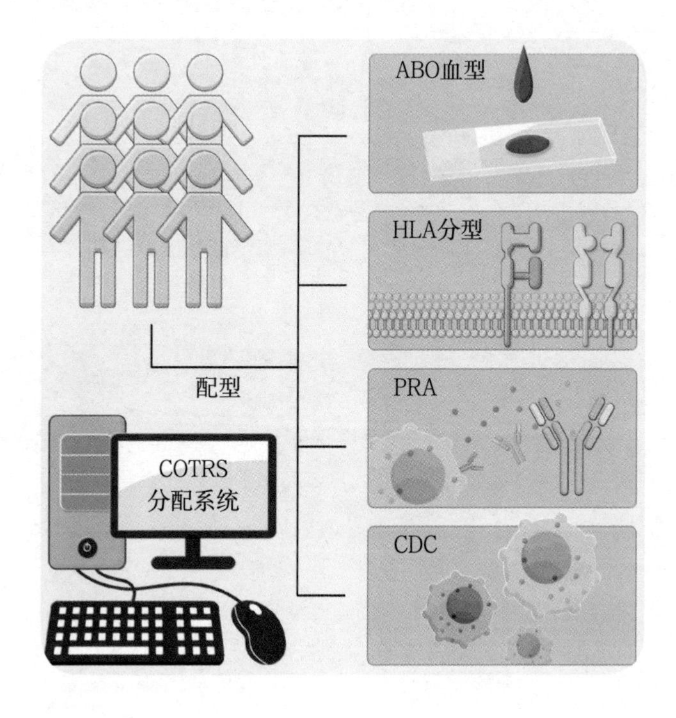

截至目前，在COTRS系统上登记志愿捐献的人数已超500万，实现器官移植的人群已超4万人，器官捐献个数超12万。遗憾的是，仍有大量的患者在经受终末期疾病的折磨，苦苦等待着器官资源。人体器官捐献遵循自愿、无偿的原则。人体器官分配与共享遵循公平、公正和公开的原则。亲属间若自愿且配型成功，达到手术条件，也可以进行器官捐赠和移植手术。

051 正常人有几个肾脏和几个胰腺？

答：两个肾脏和一个胰腺。肾脏位于两侧腰背部，胰腺位于中上腹部（肚脐上）。

052 人身体上哪些器官可以捐献？

答：可以捐献两个肾脏、一个肝脏、一颗心脏、两侧肺、一个胰腺共七个器官，还可捐献一对眼角膜。

053 胰肾联合移植是移植哪几个器官？

答：三个器官，即一个肾脏、一个胰腺和包绕胰腺头部的一段十二指肠。很多人认为只是胰腺和肾脏，其实还有一小段肠道（十二指肠），作为胰液等胰腺外分泌液体的自然排出口。

054 胰肾联合移植手术需要切除原先的胰腺和肾脏吗？

答：不需要。胰肾联合移植手术是异位移植，原先功能不全的胰腺和肾脏保留，在腹腔及髂窝额外置入新的器官。

055 医生常用处方及病历本中的qd、sig等术语是什么意思？

答：常用处方及病历中术语的含义，详见下表。

术语	含义
qd	每日一次
bid	每日两次

（续表）

术语	含义
tid	每日三次
qid	每日四次
qn	每晚一次
qod	隔日一次
qw	每周一次
biw	每周两次
q12 h	每12小时一次
q8 h	每8小时一次
sig	用法
po	口服
H	皮下注射
im	肌内注射
iv	静脉注射
ivgtt	静脉滴注

056 正常人每天有多少尿？

答：正常人每24小时的总尿量应该在1 500～2 000 mL，喝水多尿量也会多。24小时尿量少于400 mL或每小时尿量持续少于17 mL称为少尿；24小时尿量大于2 500 mL称为多尿；24小时尿量小于100 mL，或在12小时内完全无尿者称为无尿。

057 我想做胰肾联合移植，具体流程是怎样的？

答：首先要去医院做配型检查及详细的手术前评估，包括心功能、肺功能、胃肠道情况等，综合评估完医生会告诉您是否适合做胰肾联合移植，如果符合条件，医生会把您的信息录入COTRS系统，系统匹配到合适的供器官时医院会通知您入院手术。

058 我国胰肾联合移植经验较丰富的医院有哪些?

答：广州医科大学附属第二医院器官移植中心是国内开展胰肾联合移植经验丰富的中心之一，连续3年全国胰肾联合移植数量第一。2016年9月至2022年7月完成的230例胰肾联合移植患者中，受者和移植物1年存活率达95%和90%，受者3年、5年和8年的存活率分别为90.1%、89.1%和80%，移植物3年、5年和8年的存活率分别为86.8%、84.6%和60%，均高于国际水平。除此之外，天津市第一中心医院、中山大学附属第一医院等器官移植中心开展胰肾联合移植例数移居全国前列，也具有较丰富的经验。

059 移植胰腺平均生存期有多久?

答：据国外文献报道，移植胰腺平均生存期为15年。国外文献报道胰肾联合移植受者中肾脏及胰腺超30年功能仍稳定，国内报道为15年。广州医科大学附属第二医院器官移植中心于2016年行第一例胰肾联合移植术，目前受者移植肾和移植胰腺功能稳定存活。

060 胰肾联合移植供器官是来自同一个捐献者吗?

答：同期胰肾联合移植来自同一个捐献者，排斥风险较小。分期胰肾联合移植来自不同捐献者，排斥风险较大。

061 什么是ABO血型?

答：人类血型有很多分类标准，最常见的是ABO血型系统和Rh血型系统。ABO血型包括：A、B、AB和O四型。

062 什么是Rh血型系统?

答：Rh血型系统包括Rh阳性和Rh阴性两种，绝大多数人为Rh阳性血，而Rh阴性血被称为“熊猫血”。

063 什么是跨血型移植?

答：跨血型移植，也叫ABO血型不相容器官移植，指不同ABO血型之间的供受体移植，比如A血型的捐献者移植肾脏给B血型的尿毒症患者。术后排斥反应风险高于同血型移植。

064 ABO跨血型移植前需要做什么预处理?

答：术前需通过血浆置换（PE）、双重血浆滤过、免疫吸附、抗CD20单克隆抗体等预处理降低血型抗体滴度，达到目标水平后才可移植，并且术后免疫抑制剂用量较同血型移植剂量稍大。

065 胰肾联合移植可以跨血型移植吗?

答：可以。现多用于供者器官短缺而患者长时间等不到ABO血型相同的供器官，以及受者严重的器官衰竭而急需器官移植时。据报道，四川省人民医院曾于2021年8月完成一例双亲属活体供体ABO跨血型胰肾联合移植手术。因胰肾联合移植排斥风险高，暂不推荐跨血型移植。

066 胰肾联合移植是否可以行亲属活体移植？

答：可以，其中移植胰腺是捐献亲属的部分胰腺，移植肾脏是一个完整的肾脏。移植的肾脏和胰腺可以来自同一个亲属，也可来自两个不同的亲属。

067 配型时经常说的HLA是指什么？

答：HLA即人类白细胞抗原，存在于人体的各种有核细胞表面。它是人体生物学“身份证”，由父母遗传，能识别“自己”和“非己”，并通过免疫反应排除“非己”，从而保持个体完整性。

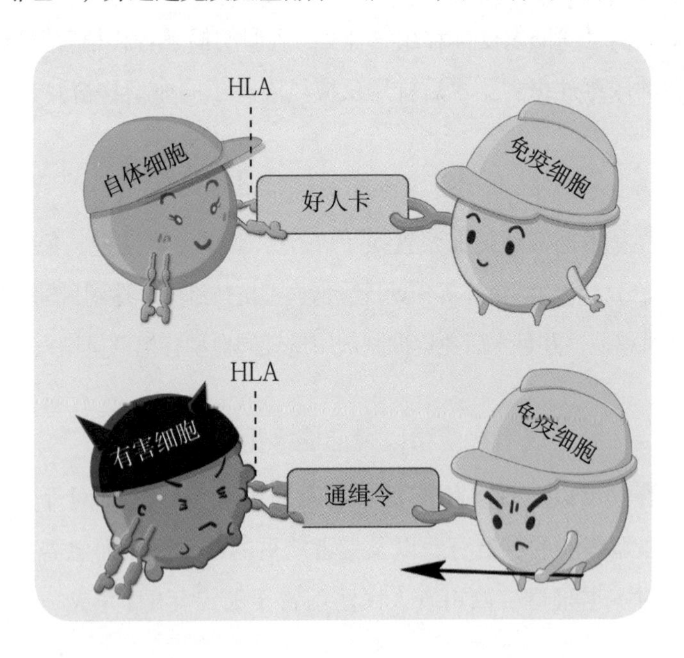

068 HLA配型的意义是什么？

答：胰肾联合移植术后排斥反应，尤其是抗体介导的排斥反应，是导致移植物丢失的主要原因之一。HLA配型是减少器官移植术后受者免疫系统对移植物损伤的重要保障。通过HLA配型，可帮助临床选择适合的供器官，以预防和避免受者在移植后发生排斥反应；同时预估移植后发生排斥反应的风险，指导免疫抑制方案的制订。

069 HLA配型的分类及原则是什么？

答：目前国内常用的是HLA六抗原位点匹配和氨基酸残基匹配。无论采用哪一种方法，都是遵循少错配的原则。错配数越高，术后发生移植物排斥反应的风险就越高。

070 器官移植配型需要考虑哪几种类型？

答：ABO血型系统、人类白细胞抗原（HLA）分型、群体反应性抗体（PRA）、淋巴细胞毒交叉试验（CDC）。

071 什么是群体反应性抗体？

答：群体反应性抗体是指群体反应性抗HLA-IgG抗体，是各种组织器官移植术前筛选致敏受者的重要指标。术前配型常说抗体阴性好，就是指群体反应性抗体阴性。抗体阳性与移植排斥反应发生率增加及移植物存活率降低密切相关。

072 引起PRA升高的因素有哪些?

答：妊娠、输血、器官移植手术史、长期血液透析及交叉感染等。

073 PRA检测的意义是什么?

答：PRA在移植前筛选受者、预防超急性排斥反应的发生、术后监测排斥反应的发生等方面有较大作用。

074 较高的PRA水平影响胰肾联合移植吗?

答：PRA高的患者，即PRA阳性患者，等待移植手术周期比PRA阴性患者要长得多，并需要3个月至半年复查一次PRA。如果有配型成功的供器官，术前术后需要更强的免疫诱导或抗排斥药物，术后免疫抑制剂量应稍大于阴性患者。

075 有什么办法可以降低PRA水平?

答：PRA阳性患者需要比PRA阴性患者应用更多的免疫诱导药及抗排斥药物。除此之外，静脉注射免疫球蛋白（IVIG）、血浆置换、免疫吸附、小剂量抗胸腺细胞球蛋白（ATG）或CD3单克隆抗体（OKT3）诱导治疗、他克莫司（FK506）或吗替麦考酚酯（MMF）等免疫抑制剂的应用等均可有效降低PRA水平，提高手术安全性，减少移植术后排斥反应的发生。

076 什么是供体特异性抗体？

答：供体特异性抗体（DSA）是指受者接受器官或组织移植后体内产生的针对供者组织抗原的特异性抗体。

077 什么是淋巴细胞毒交叉实验？有什么意义？

答：淋巴细胞毒交叉试验是指受体的血清与供体的淋巴细胞之间的配合试验，是临床移植前必须检查的项目。CDC低于10%或为阴性才能施行肾移植。若CDC为阳性，器官移植术后将可能发生超急性排斥反应。

078 我国采用什么系统分配器官？

答：中国人体器官分配与共享计算机系统（COTRS）。COTRS系统摒除了人为干预，以患者医疗状况的紧急程度和器官匹配程度等医学需求，作为器官分配的唯一准则，确保了器官捐献与移植的透明性、公正性和可溯源性。

079 人体器官分配与共享的原则是什么？

答：人体器官分配与共享应当符合医疗需要，遵循公平、公正和公开的原则。

080 人体器官分配与共享的目标是什么？

答：①降低等待者死亡率。

②提高器官移植受者的术后生存率。

③保证人体器官分配与共享的公平性。

④减少人体器官浪费。

081 移植患者在系统内等待时间长短的影响因素有哪些?

答：①年龄匹配。儿童或年轻的移植等待者优先，供者-受者年龄匹配优先。

②供、受者HLA配型。这是影响移植物预后的关键因素，完全匹配或零错配患者优先。

③透析持续时间和等待时间长者优先。

④捐献者所在区域优先。

082 我国器官分配COTRS系统分配的器官遵循哪些优先顺序?

答：COTRS系统以国家器官分配政策为核心引擎，目标是遵循区域优先、病情危重优先、组织配型优先、儿童优先、等待顺序优先、捐献者亲属优先等国际通行的原则，力求实现自动供、受者匹配，确保器官分配与共享的公平、公正与公开。

083 2007年3月21日，为规范人体器官移植及保证医疗质量，国务院颁布了什么条例?

答：《人体器官移植条例》。该条例自2007年5月1日起施行，标志着我国人体器官移植步入法制化、规范化轨道。

2023年12月14日中华人民共和国国务院令（第767号）公布《人体器官捐献和移植条例》，为了进一步规范人体器官捐献和移植，保证医疗质量，保障人体健康，维护公民的合法权益，弘扬社会主义核心价值观。自2024年5月1日起施行。

084 中国人体器官捐献分类标准是什么？

答：①中国一类（C-Ⅰ）。国际标准化脑死亡器官捐献（DBD），即经过严格医学检查后，各项指标符合国内国际最新脑死亡标准。

②中国二类（C-Ⅱ）。国际标准化心脏死亡器官捐献（DCD），即经过严格医学检查后，各项指标符合国内国际最新心脏死亡标准。

③中国三类（C-Ⅲ）。中国过渡时期脑－心双死亡标准器官捐献（DBCD），符合脑死亡诊断标准，但家属不能接受在心脏跳动状态下进行器官捐献，应按DCD程序实行捐献，即撤除生命支持，待心脏停搏后再实施捐献。

085 什么是脑死亡？

答：脑死亡是指包括脑干在内的全脑功能丧失，临床上是出现脑部不可逆的结构性损伤，在体检时患者没有脑干反射，也没有自主呼吸，但患者身体机能尚存在，能够在短时间内维持循环功能，脊髓反射也可能存在，但脑电图是呈平坦直线。脑死亡意味着患者生命已经终止。脑死亡患者可行器官捐献。

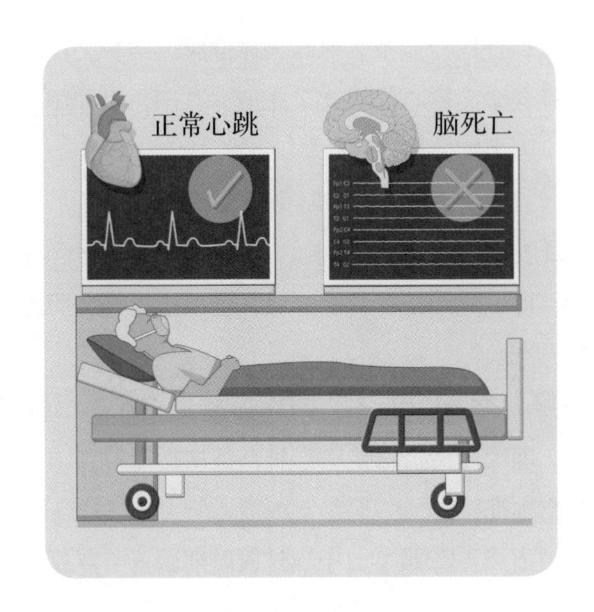

086 心脏死亡的判定标准是什么？

答：即呼吸和循环停止，对外界刺激反应消失。由于DCD对于时间的限制，需要运用监测或检验来快速而准确地判断循环的停止。在可能的情况下，可以应用有创动脉血压监测和多普勒超声进行确认。判定死亡时由于在循环停止后的几分钟内心电活动仍可能存在，不应以心电监测为准。

087 人体器官捐献是无偿的吗？

答：人体器官捐献应当遵循自愿、无偿的原则。公民享有捐献或者不捐献其人体器官的权利，任何组织或者个人不得强迫、欺骗或者利诱他人捐献人体器官。器官捐献作为一种公民自愿履行的善行，只许捐赠，不可买卖。

088 目前，我国器官捐献情况如何？

答：中国人体器官捐献管理中心数据显示，截止至2023年6月11日，我国累计器官捐献志愿登记者超过626万人，公民逝世后器官捐献累计完成45 800多例，捐献器官13.9万多个，挽救了10多万名器官衰竭患者的生命。我国器官捐献数量位居世界第二，但相比我国每年约30万需要器官移植的患者来说还远远不够。

089 活体移植的捐献者和接受者必须是亲属吗？配偶可否捐献？

答：《人体器官移植条例》第十条规定，活体器官的接受人限于活体器官捐献人的配偶、直系血亲或者三代以内旁系血亲，或者有证据证明与活体器官捐献人存在因帮扶等形成亲情关系的人员。

090 我16周岁了，为了救爸爸可以捐献肾脏或胰腺吗？

答：不可以。《人体器官移植条例》第九条规定，任何组织或者个人不得摘取未满18周岁公民的活体器官用于移植。

091 无民事行为能力的公民能否捐献器官？

答：《人体器官移植条例》第八条规定，捐献人体器官的公民应当具有完全民事行为能力。公民捐献其人体器官应当有书面形式的捐献意愿，同时，对已经表示捐献其人体器官的意愿，有权予以撤销。

092 器官捐赠与遗体捐赠有何不同?

答：器官捐赠是指生前或死后仅将功能完整的器官移植给血型及组织配对相符的器官衰竭病患，以供临床救治患者，如角膜移植使患者复明，肾移植挽救肾功能衰竭患者的生命。

遗体捐赠是指生前留有遗愿或在接受站登记并经公证后，死后由执行人协助将遗体无偿捐献给医学院校的高尚行为。捐献的遗体主要用于医学教育和科研，不能作为器官移植使用。

它们主要有两个不同：一是用途不同，捐献的遗体是用于医学教学和科学研究；捐献的器官是用于临床移植。二是时间要求不同，遗体捐献可以在捐献者死亡后8小时内实施；器官捐献在时间要求上更加严格，应当在捐献者死亡后立即实施，这样才能保证器官质量，从而最大限度地保证移植效果。

093 我只愿捐献某一种器官，其他器官会被摘取吗?

答：不会。自愿捐献器官的人，可在器官捐献登记表上表明自愿捐出的器官种类。此外，在捐献手术进行前，死者家属需签署一份知情同意书，并再次明确捐献的器官或组织，医生会严格按照捐献意愿摘取器官。

094 器官捐献的具体流程是怎样的?

答：器官捐献的具体流程有7个，捐献登记、确认捐献、器官获取、器官分配、遗体处理、缅怀纪念和困难救助。

095 有什么途径可以登记器官捐献？

答：器官捐献的登记方式有以下4种。

①关注微信公众号“中国人体器官捐献”或登录中国人体器官捐献管理中心网站（www.codac.org.cn），进行线上登记。

②通过微信或支付宝首页搜索“施予受”，这是中国器官移植发展基金会（COTDF）的一个志愿登记平台，也可以登记。

③到当地红十字会器官捐献管理机构，填写并递交“中国人体器官捐献志愿登记表”。

④在支付宝首页搜索“医疗服务”，点击“全部”，页面拉到最下，再点击“器官捐献登记”进入登记页面登记。

096 器官捐献有哪些方式？

答：有两种方式。

①有完全民事行为能力的公民通过书面自愿申请器官捐献登记，并且没有撤销该登记，待其身故后进行器官捐献。

②公民生前未表示不同意捐献人体器官，待其身故后，其配偶、成年子女、父母以书面形式共同表示同意的器官捐献。

097 器官捐献者和接受者可以见面吗？

答：不可以。人体器官捐赠要“双盲”，即捐赠者和受赠者双方互不知晓对方信息，这是国际上必须坚持的原则，这有利于保护双方的隐私和权益，抑制人性之恶，同时杜绝人体器官买卖的行为，减轻患者的精神压力。

098 什么是热缺血时间？

答：器官从供体供血停止到冷灌注（冷保存）开始的这段时间。

099 热缺血时间内捐献者器官损伤严重吗？

答：这一期间对器官的损害最为严重。因为虽然血流中断，但器官组织因缺氧仍继续高水平代谢，缺血损害出现较快、程度较重；又因氧消耗完后，仍可进行无氧代谢，但代谢产物无法清除，损伤器官。

100 什么是冷缺血时间？

答：器官从冷灌注（冷保存）开始到移植后供血开始的这段时间。

101 不同器官能承受的冷缺血时间一般是多久？

答：不同器官能承受的冷缺血时间不同，肾脏12～24小时，肝脏8小时，心脏5小时，肺6小时，胰腺6小时。

102 乙肝、丙肝或梅毒捐献者的器官可以用吗？

答：乙肝、丙肝及梅毒可以通过血液传播。捐献者存在上述疾病时，并非捐献禁忌，是可以使用的。捐献器官前后会针对性用药阻断传染，如静脉滴注乙肝免疫球蛋白并口服恩替卡韦阻断乙肝传播、服用索磷布韦维帕他韦片阻断丙肝传播、肌内注射青霉素治疗梅毒等。

PART 三

胰肾联合移植

术前评估

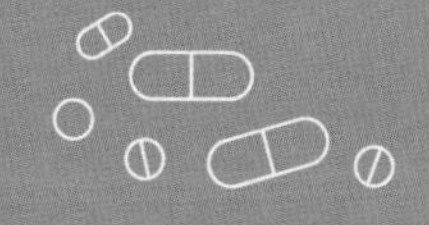

国际糖尿病联盟（IDF）最新数据显示，2021年全球约有5.37亿成年糖尿病患者（每10个人中就有1人为糖尿病患者）。2021年我国糖尿病患者达1.41亿人，有20%~40%的糖尿病患者合并糖尿病肾病，最终进展为尿毒症。糖尿病终末期肾病患者在肾功能衰竭的基础上还存在心脑血管事件发生率高、外周血管条件差、感染等并发症的发生风险高的情况，导致管理难度大。除此之外，血糖的难以控制，使得糖尿病并发症大大伤害患者的身体和心理健康。

近年来，胰肾联合移植术已成为治疗糖尿病终末期肾病或终末期肾病合并糖尿病的最有效手段。但胰肾联合移植涉及多

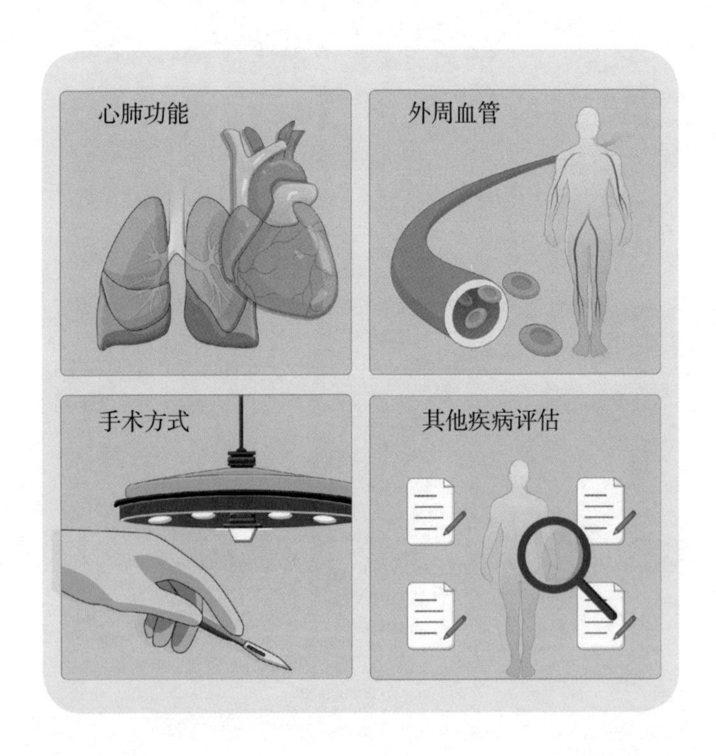

个学科，手术难度大，风险高，充分的术前评估是保证手术及术后安全的重要一环。为了避免非手术因素导致受者死亡或移植物丢失，促进术后快速康复，延长移植物存活时间，在胰肾联合移植手术前，应对移植的患者进行全面检查、仔细评估，排除禁忌证。通过详细的术前检查，如检查心肺功能、外周血管、手术条件和方式、有无其他疾病等，以期对影响手术的疾病早发现、早治疗，为胰肾联合移植的顺利进行清除障碍。因此，充分的术前检查、术前健康认知与健康管理，对准备胰肾联合移植的患者至关重要，有助于患者更安全地度过围手术期并长期存活。

103 移植手术前需要做哪些检查?

答：抽血检查项目包括血常规（含血型）、肝肾功能、凝血功能、血脂、血糖、胰岛素、糖化血红蛋白、淀粉酶、脂肪酶、感染八项、HLA配型、群体反应性抗体、淋巴毒试验、结核杆菌γ干扰素、BK病毒（BKV）、巨细胞病毒（CMV）、EB病毒检测等。

影像学检查包括：心电图、胸部CT、腹部平扫加增强CT，必要时行冠状动脉造影；腹部、盆腔超声检查，双侧髂血管及心脏彩超；纤维胃镜及肠镜；肺功能测定等。

充分的术前检查对胰肾联合移植成功与否、移植物的长期存活和受者的生命安全极为重要。

104 术前配型及评估检查是否需要住院?

答：配型检查可以门诊也可以住院完成。各个移植中心的检查项目略有不同。住院行配型检查可以采集到完整的病史、资料汇总、详细的身体检查评估，且住院为主管医生负责制，住院期间主管医生评估病情与患者状态等，出院后跟进患者情况，故住院比门诊检查更有优势，住院时长5~7天。

105 术前检查需要携带哪些资料来医院?

答：携带既往门诊病历、出院小结、疾病诊断证明、检查结果如肾脏穿刺病理报告等，帮助医生掌握疾病发病过程及目前身体状况。另外，还需携带本人身份证和医保卡，其中异地就医需当地备案或转诊等，因各地方医保局要求不同，具体手续可咨询当地医保局。

106 医院会通过什么方式通知手术?

答：如配型成功，医生会电话通知手术。为保证能及时取得联系，请至少登记两个以上有效的联系电话，在等待移植期间保持电话通畅，期间如更换电话需及时通知医院。

107 接到医院的手术通知，需要准备哪些物品?

答：接到手术通知，首先做好心理准备，通知家人准备入院资料和生活用品。入院资料主要包括身份证、医保卡、个人病历资料等，异地医保的患者按需准备好转诊证明。生活用品方面，医院或周边均有超市，可按需准备，也可以到医院后再购买。入院后护士会提供手术后使用物品清单，按清单准备即可。

108 胰肾联合移植受者术前检查病史采集包括什么?

答：①糖尿病史，包括分型、病程、药物使用情况及血糖控制情况。

②高血压病史，包括病程、药物使用情况及血压控制情况。

③冠心病史，包括有无心脏支架、有无房颤等心率异常，抗凝药物服用史。

④既往手术史，特别是阑尾切除等腹部手术史。

⑤肝炎或结核感染史，股静脉置管史，透析方式、尿量等情况。

⑥输血史及药物过敏史。

⑦有无精神疾病及依从性情况，判断能否按时服药。

⑧女性会了解孕产史及月经史。

⑨家族史，吸烟、酗酒及预防接种史等。

109 准备做移植手术的患者，需避免哪些操作?

答：①避免左右两侧股静脉（腹股沟处）置管。

②尽量避免输血，因为输血可能产生群体反应性抗体，不利于配型，必要时可输注滤白红细胞。

③避免腹部开放性手术，否则腹腔粘连严重，增加手术风险，确需手术的可行腔镜微创手术，术中使用防粘连药物腹腔注射。

110 等待胰肾联合移植手术期间，如何控制体重及科学饮食?

答：体重应控制在干体重（kg）上下3%～5%的范围，但上限最好不要超过7%。例如60 kg的患者最高不能超4.2 kg。最好家里有体重秤，每天固定的时间称一次体重。原则上是量出为入，保持平衡。饮食方面，建议每日25～30 kcal/kg，其中碳水化合物50%，蛋白质20%，脂肪30%。

111 什么类型患者手术前需要减体重?

答：超重或腹部脂肪过多，尤其是平躺后腹部膨隆的患者术前需要减体重。

112 为什么手术前需要减体重？

答：超重患者腹部脂肪过多会导致腹腔较深，暴露手术切口及腹腔难度大，手术视野不理想增加手术难度，且术后伤口感染及延迟愈合风险高，移植的肾脏和胰腺承受的负荷过重，不利于移植物长期存活。因此，这类患者建议减体重，减少腹部的脂肪。

113 尿毒症患者什么情况下需要加强透析脱水？

答：尿毒症患者几乎都有低蛋白血症和水钠潴留，出现胸闷、不能平卧、气促、体力差等，存在不同程度的水肿、腹水、心包积液、顽固性高血压等需要加强透析脱水，并严格

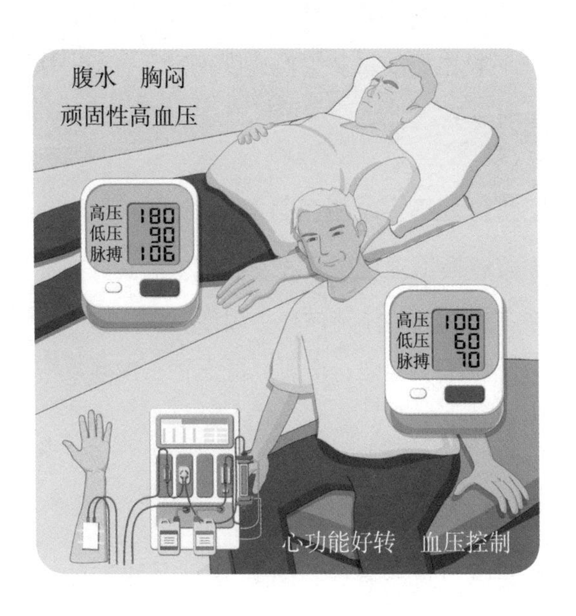

控制水、盐摄入。水肿消除后心功能状态好转、高血压易于控制。良好的心肺功能可降低胰肾联合移植手术风险，有助于移植物的功能恢复。

114 什么是血浆置换?

答：血浆置换（PE）是将全血引出体外分离成血浆和细胞成分，将患者的血浆舍弃，然后以同等速度将新鲜血浆、白蛋白溶液等血浆代用品代替分离出的血浆回输进体内的过程，达到清除致病物质的目的。ABO血型不相容器官移植，术前可行血浆置换降低血型抗体滴度，减少术后排斥反应。胰肾联合移植暂不建议跨血型移植。

115 PE一次需要多长时间?

答：PE时长由置换量及置换速度决定，一般一次血浆置换需要2～3小时。

116 PE有什么不良反应或并发症?

答：血浆置换不良反应及并发症较少。其并发症主要与应用新鲜血浆、抗凝剂、体外循环等因素有关。常见并发症包括过敏反应、低血压、感染、出血、低血钙、发热反应、心功能不全、血栓、心律失常、恶心、呕吐等。

117 什么是双重滤过血浆置换?

答：双重滤过血浆置换（DFPP），是通过对一级分离后的致病血浆进行二级分离，然后将弃除致病因子后的血浆与血液有形成分一同输回体内，从而达到治疗疾病目的的一种选择性血浆分离疗法。对于合并凝血功能紊乱、严重低蛋白血症的受者术前血浆处理建议使用PE。

118 PE与DFPP的区别是什么？

答：PE清除性能高，可以补充正常血浆，缺点是血液制品用量大及感染风险大。DFPP是在膜式血浆分离技术上发展起来的新技术。相对血浆置换方法具有安全性高、适用范围广、营养物质丢失少、血浆使用量少、过敏反应少等特点。但DFPP对凝血功能影响大，容易造成纤维蛋白原丢失。

119 什么情况下移植手术前需行免疫吸附治疗？

答：目前，免疫吸附在移植领域中常用于降低移植前高致敏状态，可迅速清除抗体，降低术后急性排斥反应的发生率；移植后出现急性排斥反应时，使用免疫吸附治疗清除抗体治疗急性排斥。

120 免疫吸附一次需要多长时间及疗程多久？

答：免疫吸附一次需要6～8小时。需根据患者具体病情制定个性化疗程。

121 慢性肾脏病患者何时需要进行透析治疗？

答：改善全球肾脏病预后组织（KDIGO）指南建议，当出现一个或多个以下情况时，需进行透析治疗。

①肾功能衰竭所致的症状或体征（浆膜炎、酸碱或电解质异常、瘙痒）。

②不能控制的容量负荷或高血压。

③营养状况逐渐恶化，且饮食干预无效。

④认知障碍。

慢性肾功能衰竭的患者，如果出现高钾血症（血钾 > 5.5 mmol/L）、急性肺水肿、不能纠正的严重心力衰竭、尿毒症性心包炎，或者合并消化道出血、中枢神经系统症状（如尿毒症性脑病导致昏迷），应该进行急诊血液透析。

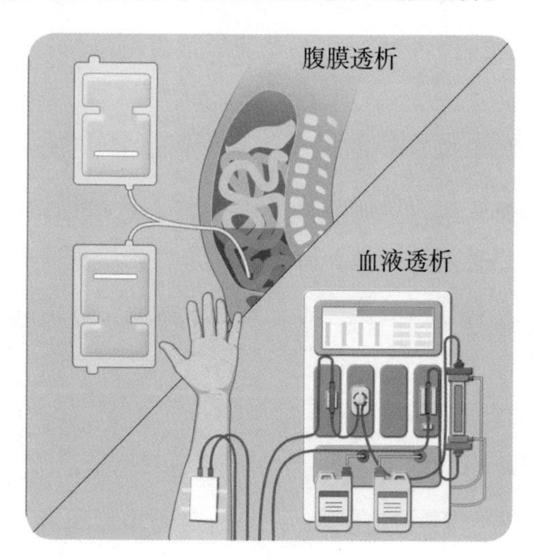

122 什么是血液透析？

答：血液透析是急慢性肾功能衰竭患者肾脏替代治疗方式之一。体内血液通过临时或长期血透导管引流至体外，也可经过前臂动静脉内瘘引流至由无数根空心纤维组成的透析器中，血液与含机体浓度相似的电解质溶液（透析液）在一根根空心纤维内外，通过弥散、超滤、吸附和对流原理进行物质交换，清除体内的代谢废物、维持电解质和酸碱平衡，同时清除体内过多的水分，并将经过净化的血液回输。

123 什么是腹膜透析？

答：腹膜透析是利用腹膜作为半渗透膜的特性，通过重力作用将配制好的透析液规律、定时经导管灌入患者的腹膜腔，由于在腹膜两侧存在溶质的浓度梯度差，高浓度一侧的溶质向低浓度一侧移动（弥散作用）；水分则从低渗一侧向高渗一侧移动（渗透作用）。通过腹腔透析液不断地更换，以达到清除体内代谢产物、毒性物质及纠正水、电解质平衡紊乱的目的。

124 血液透析和腹膜透析各有哪些优缺点？如何选择？

答：腹膜透析。优点：操作简单，不需要特殊的设备，在家中可进行，不增加出血风险，避免了血容量急剧减低引起的低血压，对心脑血管影响相对较小。缺点：操作不当可致腹膜炎。腹膜透析清除水分和毒素的能力不如血液透析。

血液透析。优点：可短时间内排出毒素和多余水分，肌酐下降明显、透析充分，由医疗人员在透析中心执行。维持性透析患者每周根据个人情况决定透析次数，超滤量可控。缺点：须配合医院透析时间表。透析过程中可能会有抽筋、头晕、恶心等不适。共享透析机，有可能交叉感染。

一般情况下根据自身情况选择。比如上班族为了不影响工作，可以选择腹膜透析；但如果存在心功能不全时，为了透析更充分，建议行血液透析治疗。

125 血液透析越早做越好吗？

答：肾功能不全的患者，血液透析并不一定是越早越好。是否进行血液透析，除了血肌酐这一个指标以外，还需要看是否合并心力衰竭、是否出现重度的酸中毒、是否出现高钾血症等情况综合判断。

126 透析时间越长，死亡风险越高吗？

答：一项纳入1 254例血液透析患者的回顾性研究发现，患者的1年存活率为92.42%，5年存活率为72.57%，10年存活率为60.71%，15年存活率为51.39%。在另一项血液透析死亡患者的原因分析研究中显示，血液透析死亡患者最常见的感染为肺部感染（77.59%），感染是终末期肾病血液透析患者重要直接死因及死亡促进因素，且是老年患者和透析开始3个月内的主要死因，其次为血行感染（10.34%），导管相关性感染（5.17%）。也有研究显示，血液透析患者开始透析后早期死亡率较高，3个月后死亡率逐渐趋于稳定。由此可见，透析的风险有很多，随着年龄的增长，透析时间越长，产生各种并发症而导致死亡的风险会越高。

127 血液透析患者早期死亡的风险因素有哪些?

答：导致血液透析患者早期死亡的主要因素是心血管相关疾病。其中最常见的因素是室速、室颤、房颤，除此之外还有氧化应激、血管钙化等原因，加上透析液和滤过膜本身就会对机体产生刺激，使其处于不稳定期，导致心血管事件容易发生。除此之外，感染、年老体弱、酸碱及电解质失衡、透析间期体重（容量负荷）增加（3 kg以上）的患者死亡风险增加，且空气栓塞、溶血、置管脱落、过敏反应等也都是早期死亡的风险因素。

128 既然透析早期死亡率高，那在患者肾功能较好时就开始透析能否降低死亡率?

答：目前有循证医学证据的最佳的透析时机仍很难下定论。由于临床实际情况的复杂性，透析时机的选择应该基于对患者整体情况进行综合分析，而不能仅仅依靠某些肾功能指标。早年的研究显示：早期透析能改善营养状况，减少住院率和死亡率，减少医疗费用；但是另一方面，早期透析意味着提早干预患者的生活方式，增加医疗费用，并有可能提前出现透析并发症。

129 透析的患者为什么要做前臂动静脉内瘘成形术？该手术过程是怎么样的?

答：前臂动静脉内瘘为血液透析通路。部分自体血管条件差的患者需选择人工血管。动静脉内瘘术是将前臂靠近手腕部位动脉和邻近静脉缝合，吻合后的静脉流动着动脉血，形成一个动静脉内瘘。动静脉内瘘的血管能为血液透析提供穿刺通路。

130 动静脉内瘘如何护理？

答：正确的护理能延长内瘘使用寿命，减少内瘘并发症。主要的护理方式如下：

①术后将内瘘侧肢体抬高30°以利于静脉回流，减少肢体肿胀。

②观察内瘘是否通畅及周围皮肤有无发绀，触摸有无震颤及内瘘侧末端皮温有无升高，询问有无发麻及疼痛等不适。

③内瘘侧肢体禁止测血压、输液等操作，避免持重物。

④手臂勿受压，衣袖要宽松，尽量不在内瘘侧肢体佩戴饰物。

⑤保护瘘口皮肤完整，避免外伤，以免引起大出血。

⑥透析前将内瘘侧手臂彻底清洗干净，透析结束当日穿刺部位避免接触水。如果穿刺处发生血肿，可压迫止血并用冰袋冷敷。

131 临时血透导管和长期血透导管各有哪些优缺点？

答：临时血透导管留置时间长，容易形成血栓及导管相关性感染。留管时间1个月。临时血透导管拔除简便，操作风险及出血概率小，主要用于急诊行“血液透析、血液灌流、血浆置换”等操作。

长期血透导管可藏在衣服里，可以预防出现导管相关性感染、导管滑脱等情况，皮下隧道固定好。长期透析的患者选择长期血透导管为宜。

132 如何护理血透导管？

答：血透导管应避免湿水。定期更换敷料，防止导管感染。不论是临时血透导管还是长期血透导管，在透析结束后都会常规用抗凝药物如肝素钠或者尿激酶进行封管，然后用肝素帽分别把导管的动脉、静脉端封好。

133 腹膜透析置管术的流程是怎样的？

答：腹膜透析置管术是将腹膜透析导管末端放置在膀胱直肠窝（子宫直肠窝）内，置入内外Cuff环固定腹透导管，分为腹内段、隧道段和腹外段。腹膜透析导管建立腹膜透析液进出腹腔的通路，通畅的腹膜透析通路是进行腹透的首要条件。

134 腹膜透析导管该如何清洁消毒？

答：隧道口处理。①以隧道口为中心，用无菌生理盐水清洗隧道口及1 cm内的皮肤，用碘伏消毒1 cm以外的皮肤，由中心至四周，然后用清洁敷料覆盖。②隧道口敷料清洁时，尽量不要换药，可3天后再给予换药。当敷料有渗血、渗液时应及时更换。③发生隧道口红肿时，可用聚维酮碘纱布湿敷，或以莫匹罗星软膏涂于隧道口。应用胶布固定外接短管，避免牵拉短管引起隧道口损伤。④如有腹痛时请及时就医。

135 移植术前为什么要严格控制血糖?

答：严格控制血糖可防止过度分解代谢，减少感染，改善胃瘫和体位性低血压，降低心功能衰竭和心肌梗死的发生率及延缓糖尿病并发症发生。因此，移植前应进行糖尿病饮食，严格控制血糖。糖尿病患者血糖控制的目标值因人而异。血糖控制的目标是空腹在4.4～7.0 mmol/L，餐后血糖（PPG）控制在10 mmol/L以内，糖化血红蛋白建议＜7%。

136 等待移植期间，如何有效调控血压?

答：术前通常需将血压控制在140/85 mmHg以下。大多数糖尿病肾病患者的高血压为容量依赖性，降压治疗最有效、最稳妥的方法是控制水、盐摄入，充分透析清除过多的细胞外液，保持理想的干体重。根据个体情况，选用口服降压药物控制高血压。

137 乙肝两对半的指标如何解读?

答：乙肝两对半主要包括五项指标。第1项指标是乙肝表面抗原，如果阳性，就提示机体携带了乙肝病毒。第2项是乙肝表面抗体，如果阳性，而其它的指标都是阴性，说明既往打过乙肝疫苗，目前对乙肝具有较好的免疫力。如果第1、3、5项阳性，也就是乙肝表面抗原、乙肝e抗原及乙肝核心抗体阳性，就是乙肝大三阳。如果第1、4、5项阳性即乙肝表面抗原、乙肝e抗体及乙肝核心抗体阳性，就是乙肝小三阳。无论是乙肝大三阳还是小三阳的患者，都是乙肝携带状态，需要每半年进行肝病的体检。

138 丙型肝炎可以治愈吗？

答：大部分的丙型肝炎可以治好。丙型肝炎治疗药物主要有直接抗病毒药物（DAA）及干扰素两大类。临床上DAA药物有索磷布韦、维帕他韦、格卡瑞韦等。DAA药物的疗效达95%以上，一般疗程为3个月，肝硬化患者或治疗失败者的疗程需延长至6个月。干扰素联合利巴韦林治疗有效率在50%～70%不等，而且副作用较多，疗程较长，目前已逐渐被DAA药物治疗方案所代替。

139 什么是肾性贫血？

答：肾性贫血是指由各类肾脏疾病造成促红细胞生成素（EPO）的相对或者绝对不足导致的贫血，以及尿毒症患者血浆中的一些毒性物质通过干扰红细胞的生成和代谢而导致的贫血。在我国沿海地区，成年男性血红蛋白（Hb）<120 g/L、成年女性（非妊娠）Hb<110 g/L、孕妇Hb<100 g/L即为贫血。

140 贫血的严重程度分为几级？

答：临床上常以Hb水平来划分。Hb<30 g/L，为极重度；30～59 g/L，为重度；60～89 g/L，为中度；90～120 g/L，为轻度。

141 如何治疗肾性贫血?

答：治疗方式包括补充铁剂（如多糖铁复合物、硫酸亚铁等）、口服低氧诱导因子脯氨酰羟化酶抑制剂（如罗沙司他）、定期注射促红细胞生成素、积极排除并治疗其他导致贫血的原因、补充叶酸及维生素B_{12}等，严重时需输血治疗。

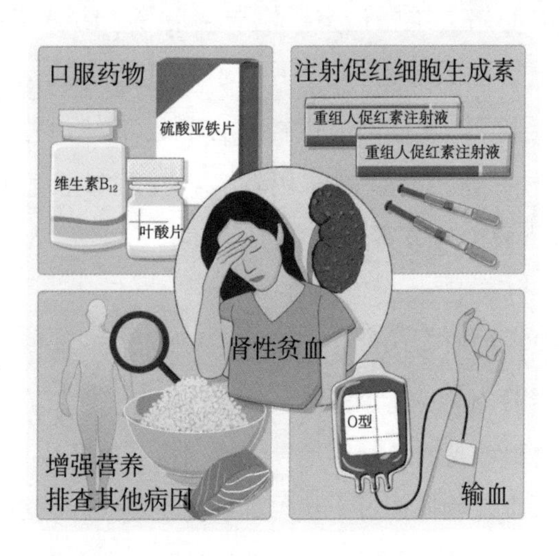

142 尿毒症患者为何容易出现骨质疏松?

答：骨质疏松是尿毒症患者肾性骨营养不良的表现之一。肾性骨营养不良又称肾性骨病，是慢性肾功能衰竭时由于钙、磷及维生素D代谢障碍，继发性甲状旁腺功能亢进，酸碱平衡紊乱等因素而引起的骨病。多见于儿童患者、先天性肾畸形及进展缓慢的肾疾病患者。临床上以骨质疏松后导致的骨痛、骨折、骨变形为主要特征。

143 如何治疗肾性骨病？

答：尽量维持血钙、血磷的正常，防止和纠正甲状旁腺功能亢进和甲状旁腺增生，预防和逆转骨外钙化，防止铝和其他毒物沉积。可以服用骨化三醇、钙片治疗肾性骨病。

144 什么是心功能不全？

答：心功能不全是由于各种原因造成心肌收缩功能下降，使心脏前向性排血减少，造成血液淤滞在体循环或肺循环产生的症状；是由于多种神经体液因子的参与，促使心功能不全持续发展的临床综合征。

145 心功能不全如何分级？

答：根据美国纽约心脏病学会（NYHA）心力衰竭程度分级。

Ⅰ级：体力活动不受限制。一般体力活动不引起过度疲劳、心悸、气喘或心绞痛。

Ⅱ级：体力活动轻度受限制。休息时无症状，一般体力活动引起过度疲劳、心悸、气喘或心绞痛。

Ⅲ级：体力活动明显受限制。休息时无症状，但小于一般体力活动即可引起过度疲劳、心悸、气喘或心绞痛。

Ⅳ级：休息时也有心功能不全或心绞痛症状，进行任何体力活动均使不适增加。

146 有没有一种简单的自我评估心功能的方法?

答：有。6分钟步行试验能较好地反映患者生理状态下的心功能，是一种无创、简单、安全的临床试验。

常用的分级方法为：Ⅰ级（＜300 m）；Ⅱ级（300～374.9 m）；Ⅲ级（375～449.9 m）；Ⅵ级（≥450 m）。

等级越高，证明心功能越好。

147 移植术前如何改善心功能不全?

答：心功能不全是由钠水潴留所致，须控制水、盐摄入，透析清除过多的细胞外液，充分透析保持理想的干体重并积极治疗原发病。心肌缺血、心机梗死、心律失常对症对因治疗。

148 什么是心包积液?

答：心包为覆盖在心脏表面的膜性囊，心包分纤维层和浆膜层，浆膜层分为壁层和脏层，脏、壁两层间有一腔隙，称心包腔。心包积液是由于心包本身的疾病或其他病因累及心包导致心包分泌液体过多，积聚在心包腔内。中量及大量心包积液会影响移植物功能恢复。心脏彩超对诊断心包积液简单易行、迅速可靠，可用于心包积液定量、定位，并可引导心包穿刺引流。

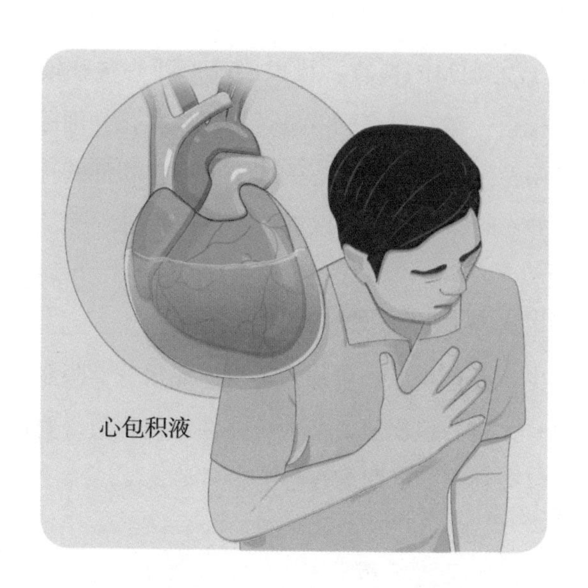

149 慢性肾衰竭患者为什么会有心包积液?

答:慢性肾衰竭患者的心包积液通常为非炎症所致,为透析不充分、体内液体过多导致。充分透析后往往会改善。

150 心包积液有什么临床症状?什么检查可发现心包积液?

答:少量积液或缓慢积聚的心包积液患者可能无症状。如果大量积液可引起呼吸困难、声音嘶哑、干咳、吞咽困难、肝大、颈静脉怒张、下肢水肿、腹水等表现,重症患者甚至出现心力衰竭及休克。

心包积液常做的检查有以下几方面:①X线检查:如果大量的心包积液可见烧瓶心。②超声心动图:通过超声心动图可以确诊。③心电图:出现非特异性低电压,ST段和T波的改变。

④心脏CT或心脏MRI检查：可以明确诊断心包积液。⑤心包穿刺引流检查：对心包穿刺液进行常规、生化、细菌培养和查找结核杆菌及细胞学检查，有助于了解心包积液的性质，明确心包积液的诊断，同时也可以进行心包积液的治疗。

151 如何治疗非炎症性心包积液？

答：少量心包积液，可加强透析超滤水分，限制饮水，维持干体重；大量心包积液，如为炎症性心包积液，要抗感染治疗并行心包穿刺术。定期复查心脏彩超。

152 什么是胸腔积液？

答：胸腔积液是指胸膜腔内积聚了过多的液体，主要表现为胸闷、气短、呼吸困难等。

153 术前评估时发现胸腔积液怎么办？

答：尿毒症患者胸腔积液大多数为漏出性积液，处理上以加强透析超滤为主。如积液量大，可行胸膜腔穿刺抽液术。另外，药物治疗上可以配合输注白蛋白及利尿剂。

154 什么是冠状动脉造影？

答：冠状动脉造影是诊断冠状动脉粥样硬化性心脏病（冠心病）的一种常用且有效的方法，是一种较为安全可靠的有创诊断技术，现已广泛应用于临床，被认为是诊断冠心病的“金标准”。冠状动脉造影是将导管经大腿股动脉或其他周围动脉插入，送至升主动脉，然后探寻左或右冠状动脉口插入，注入碘对比剂，使冠状动脉显影，能较明确地揭示冠状动脉的解剖畸形及其阻塞性病变的位置、程度与范围，为介入治疗或冠脉搭桥方案提供依据。

155 什么情况下需要行冠状动脉造影？

答：伴有下列情况之一者，需行冠状动脉造影。

以诊断为目的：不明原因胸痛，无创性检查不能确诊，临床怀疑冠心病。不明原因的心律失常，如顽固性的室性心律失常及传导阻滞。不明原因的左心功能不全，主要鉴别扩张型心肌病或缺血性心肌病等。

以治疗为目的：临床冠心病诊断明确，为进一步明确冠状

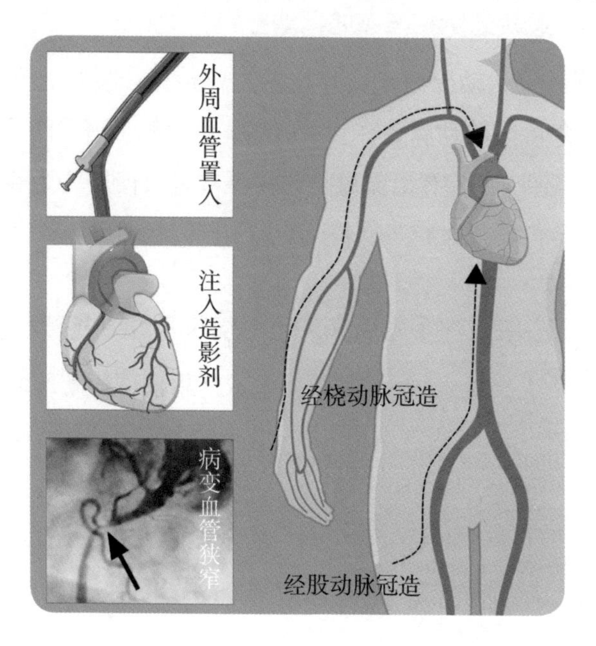

动脉病变的范围、程度，行冠状动脉造影，选择治疗方案。对于急性心肌梗死，冠状动脉造影指导进一步经皮动脉介入治疗或药物治疗等。

156 使用造影剂后会出现无尿吗？如何排出造影剂？

答：目前需要用到造影剂的检查包括增强CT、冠状动脉造影等，其中碘克沙醇注射液因其过敏概率低、对肾损害相对较小，更适合于尿毒症及移植术后患者应用。部分尿少患者应用造影剂后会出现无尿或少尿可能。尿量正常的尿毒症患者以多喝水、药物利尿等水化为主促进造影剂排出，而尿毒症无尿患者可以血液透析滤出造影剂，造影后当天尽量安排透析一次。

157 冠状动脉狭窄该如何治疗？

答：冠状动脉介入治疗技术主要包括球囊扩张和支架置入，可解除冠状动脉狭窄。术后双抗血小板（阿司匹林、氯吡格雷）至少1年，有出血风险时需要减量或停用。为稳定粥样斑块，他汀类降血脂药物若无禁忌，则需长期服用。

158 心脏支架手术后多久可行胰肾联合移植手术？

答：支架置入1年后复查无手术禁忌证可行胰肾联合移植手术。

159 什么情况下需要行膀胱容量测定？

答：尿毒症患者如果存在少尿或无尿，行B超或CT提示膀胱无法充盈，不能很好评估膀胱情况时，需行膀胱容量测定，了解膀胱容积、完整性、有无肿瘤或憩室、有无损伤等情况。

160 膀胱容量测定的操作流程是怎样的？

答：患者平躺，消毒铺无菌巾，选取一次性的尿管，尿道局麻后使用镊子将其一端插入尿道内。随后沿着尿管注射一定生理盐水至膀胱内，患者自觉膀胱胀痛明显时停止灌注并夹闭尿管，记录注入生理盐水毫升数。随后应用B超观察和（或）测量膀胱容积、膀胱壁完整性、有无肿瘤或憩室等情况。

161 什么是结核菌素试验？

答：结核菌素试验又叫PPD试验，观察人体是否有结核杆菌的感染。通常使用的是结核菌素5个单位进行皮试，在48～72小时以后，通过观察硬结的直径大小进行结果的判定，直径＜5 mm判定为阴性，5～9 mm判定为弱阳性，10～15 mm判定为中等阳性，＞15 mm或者伴随有水泡或皮肤破溃的情况则为强阳性。

162 肺结核的筛查项目包括哪些？

答：可疑肺结核患者行胸部正侧位片或胸部CT扫描、PPD试验、γ-干扰素释放试验、痰结核菌涂片及培养等可初步筛查肺结核。初步筛查不能排除时，需到结核防治所进一步排查。

163 为什么术前评估时发现肺结核需要积极治疗?

答：因为移植手术要应用免疫抑制药物，使机体处于低免疫状态，这种情况下容易使结核菌全身扩散感染、不容易控制；移植术后若服用抗结核药会损伤移植肾和移植胰腺功能，也有可能诱发排斥反应，甚至危及生命。因此移植手术前需积极治疗结核病。

164 为什么移植术前评估需做胃镜和肠镜检查?

答：术前行胃肠镜检查能更好地了解胃肠道是否存在息肉、溃疡、肿瘤等异常情况。胰肾联合移植涉及肠道吻合、围手术期大剂量激素、手术创伤应激，若术前有消化道溃疡、息肉、肿瘤等会导致出血或胃肠穿孔等。

165 肾衰竭多年无尿，做肠镜前服用复方聚乙二醇电解质散导泻药需要喝很多水，是否会心力衰竭?

答：不会。复方聚乙二醇电解质散导泻药口服后几乎不吸收、不分解，以氢键结合水分子，有效增加肠道体液成分，刺激肠蠕动，引起水样腹泻，达到清洗肠管的目的，还可以保证肠道与体液之间的水、电解质交换平衡，避免因腹泻引起水电解质紊乱，因此无尿患者可放心导泻。

166 为什么移植术前需戒烟?

答：①降低麻醉风险。抽烟刺激呼吸道黏膜，导致痰液黏稠且分泌增多，增加麻醉风险，影响麻醉效果。

②降低术后肺部感染发生率。术后处于免疫抑制状态，加之术后卧床和伤口疼痛可能会影响有效咳嗽排痰，痰液堵塞气道，容易引起肺不张和肺部感染，术前术后戒烟可降低肺部感染的概率。

③降低术后并发症发生率。吸烟会影响伤口愈合，经研究发现，术前6～8周至术后3～12周戒烟，术后并发症可显著降低，且戒烟时间越长，对机体恢复越有利。

167 移植术前检查时发现肿瘤该怎么办?

答：尽快专科诊治，建议行正电子发射计算机断层显像（PET-CT），明确有无转移。如果为恶性程度高的肿瘤或晚期，禁忌行器官移植。如果病理检查提示为肿瘤初期或无远处转移的患者，肿瘤完整切除术后1年以上肿瘤未见复发者，可行器官移植手术。

168 肿瘤手术后多久可行器官移植手术?

答：国内指南建议肿瘤术后1年后可以进行器官移植手术。

国外指南对于不同的肿瘤是否可行及多久可行器官移植要求不同，在肿瘤术后2～5年不等，并且应与肿瘤学家、移植肾病学家、患者及其看护人员共同制订移植策略。

169 什么是高草酸尿症?

答：高草酸尿症是罕见的常染色体隐性遗传病，起病隐匿。无干预情况下，肾脏作为首要受累器官会快速出现肾损害至终末期肾病。临床表现为反复发作双肾多发性结石或者复杂性尿路感染。高草酸尿症患者若行肾移植或胰肾联合移植，很容易出现结石复发，反复结石梗阻致移植肾功能衰竭。

170 通过什么检查能发现高草酸尿症?

答：高草酸尿症时，24小时尿草酸盐＞5 μmol/L和血草酸盐＞50 μmol/L。

影像学表现为肾钙化、肾结石征象。

分子遗传学可检测是否有相关基因的突变，如遗传性肾病相关基因检测。目前检测机构有金域检验、华大基因等。

171 高草酸尿症的糖尿病肾衰竭患者为何需行肝移植后才可再做胰肾联合移植?

答：因为原发性高草酸尿症为肝脏代谢缺陷引起的草酸盐沉积，单纯行肾移植或胰肾联合移植后患者仍存在草酸代谢障碍，引起移植肾反复发作多发性结石，甚至移植肾失功。所以高草酸尿症的糖尿病肾衰竭患者行胰肾联合移植前行肝移植是治疗原发性高草酸尿症的根本方法。

172 肝移植后还可以行胰肾联合移植吗?

答：可以。因为肝移植为原位移植，而胰肾联合移植为异位移植，原有的胰腺与肾脏不需要摘除，对术中操作无影响，移植的胰腺与肾脏移植于中下腹部。同时也可以肝脏、胰腺、肾脏腹部多器官同时移植。

173 为什么移植术前需停用阿司匹林或氯吡格雷等抗凝药物？

答：为了避免术中出血，建议术前3天至1周内停用氯吡格雷或阿司匹林后进行手术，提高手术安全性。

174 我常年无法规律服药，适合做胰肾联合移植手术吗？

答：不适合。少服或漏服药会导致移植物出现排斥、失功等情况；多服药会导致药物毒性损伤移植物功能，增加感染的概率，故服药依从性对于移植物及移植受者的存活至关重要。

175 出院后如何复印自己的住院资料及检查报告？

答：出院后7个工作日凭本人身份证或身份证复印件，在住院医院的病案科复印。如果本人不能来，可以找人代办，需携带资料包括本人身份证复印件、委托书及代办人身份证复印件。不同医院要求不同，可咨询就诊医院病案科。

176 完善术前检查后，如何知道自己加入了移植等待名单？

答：如果你收到一条来自于中国器官移植发展基金会的信息："某某已通过某医院成功加入COTRS系统移植预约等待名单"，证明你已经在等待系统名单里，有匹配的供器官时排队的医院医生会通知你。没有收到信息的患者需注意手机是否设置了“短信拦截”“屏蔽”，或检查信息是否自动进入垃圾收件箱中等。

177 可以多家医院排队等待器官移植吗？会不会快一点？

答：可以。在哪一家医院进行排队，即会进入该医院区域的等待系统名单，若在多家医院进行排队，任何一家医院在有匹配的器官资源时均会由该医院通知等待者，可增加早日移植的机会。

178 哪些患者适合做胰肾联合移植手术？

答：胰肾联合移植适应证主要有以下几种。

①1型糖尿病伴有终末期肾功能衰竭（尿毒症期）或单纯肾移植后移植肾功能衰竭。

②2型糖尿病伴有终末期肾功能衰竭（尿毒症期）。

③肾移植后糖尿病，同时伴有移植肾功能衰竭。

179 糖尿病合并尿毒症患者越早行胰肾联合移植手术越好吗？

答：糖尿病进一步发展将导致失明、截肢或心脑血管意外发生等并发症。长期尿毒症会对消化、心血管、神经系统带来严重危害，长期维持性透析死亡率高达20.8%，严重降低生活质量。后期因心力衰竭、血管硬化等情况丧失手术条件。如果身体及经济条件允许，建议尽早行胰肾联合移植手术。

180 胰肾联合移植术的绝对禁忌证有哪些?

答：主要有以下几种。

①难以控制的全身性感染（包括结核病、活动性肝炎等）。

②合并严重的心、肺、脑等重要器官的器质性病变，或一般情况差，不能耐受移植手术。

③近期（少于6个月）有心肌梗死史。

④恶性肿瘤未治疗或治愈后未满1年。

⑤未治愈的溃疡病。

⑥艾滋病活动期。

⑦严重周围血管病变或进行性周围肢端坏死、卧床不起。

⑧严重胃肠功能紊乱、胃肠免疫疾病、不能服用免疫抑制剂。

⑨有嗜烟、酗酒、药物滥用史。

⑩伴有精神心理疾病，经多学科干预仍有无法控制的高度不依从性，各种进展期代谢性疾病（如高草酸尿症等）。

181 胰肾联合移植术的相对禁忌证有哪些?

答：主要有以下几种。

①年龄小于18岁或超过60岁。

②近期视网膜出血。

③有症状的脑血管病或外周血管病变。

④体重指数（BMI）$<17.5\ kg/m^2$或$>30\ kg/m^2$。

⑤乙型肝炎表面抗原阳性或丙型肝炎病毒抗体阳性而肝功能正常者。

⑥癌前病变。

182 1型糖尿病和2型糖尿病的肾衰竭患者行胰肾联合移植5年存活率有区别吗?

答：美国国家器官获取和移植网络/移植受者科学登记处（OPTN/SRTR）2017年的胰腺移植报告中，1型和2型糖尿病受者5年存活率分别为91%和93%。这表明1型和2型糖尿病受者行胰肾联合移植术均有效。

183 为什么肾衰竭患者常伴有尿毒症性心肌病?

答：尿毒症性心肌病是指肾衰竭时出现的心肌病变，多数由慢性肾衰竭引起，少数可由急性肾衰竭引起。临床表现有充血性心力衰竭、心律失常、缺血性心肌损害、贫血、瓣膜病变、感染性心内膜炎、心包炎、体循环栓塞等。长期尿毒症患者易患尿毒症性心肌病。

184 我长期心律失常，服用胺碘酮，还可以做胰肾联合移植手术吗?

答：通过口服抗心律失常药物（如倍他乐克、胺碘酮）或接受射频消融手术治疗，辅以生活方式改善，定期随诊复查，大多数心律失常者可有效控制病情，长期生存。若心律失常反复发作或加重，移植术后移植器官延迟恢复及死亡风险会明显增高。若心律失常稳定控制或改善，则可行胰肾联合移植手术。

185 移植术前评估需行肺通气功能检查吗？

答：肺通气功能检查主要用于检测呼吸道的通畅程度、肺容量的大小，评估肺功能对手术的耐受力，包括麻醉承受力、术后康复及围手术期肺炎判断等，有重要的临床价值。

186 心功能不全的患者还需完善哪些心功能的检查？

答：门电路心血池显像，静态心肌灌注显像，负荷心肌灌注显像，冠状动脉CT血管成像和冠状动脉造影。

心肌灌注显像用于检测心肌冠脉血流灌注情况，了解心肌活力状态，诊断心肌缺血、急性或陈旧性心肌梗死时心肌损伤范围。

心血池显像用于测量心室功能，不仅能测定静息状态下的左、右心室功能，也可测定运动或药物负荷下的心室功能状态，并可获得整体与局部功能、收缩与舒张期功能的指标。

187 移植术前评估什么情况下需行头颅CT或MRI检查？

答：头颅CT或MRI检查对以下疾病的诊断有帮助，如脑缺血、脑梗死、脑出血、血管畸形、血管硬化、脑占位病变、脑囊肿、脑外伤及鼻窦炎症等。

当存在年龄偏大，糖尿病病史长，既往有头痛头晕、恶心呕吐、视力障碍、肢体功能障碍等表现，怀疑有脑部的器质性疾病情况下，需要进行头颅CT或MRI检查协助诊断。

188 什么是代谢性脑病?

答：由代谢障碍性疾病、系统性疾病或功能衰竭引起的内环境紊乱而导致脑功能紊乱的一组疾病。尿毒症患者因代谢产物无法有效排出，常易并发代谢性脑病。

189 尿毒症性脑病是什么？诊治方案有哪些?

答：尿毒症性脑病又叫做肾性脑病，是尿毒症患者出现精神、神经等中枢神经系统方面的异常，临床表现呈现多样化，可影响精神运动、思维、记忆、语言、感觉和情感等多方面。最早出现的症状为精神系统改变，表现为倦怠、嗜睡、定向障碍、意识模糊等中毒性脑病的症状，随着病情的进一步恶化，患者可出现扑翼样震颤、反射亢进、踝震挛、癫痫等异常，最后直至昏迷、死亡。其发病机制尚不明确，近年来发病率有明显的上升趋势。

治疗上除了对症治疗癫痫等异常症状，还需要积极治疗原发病，例如通过床旁血滤等方法，把血内代谢废物清除。

190 尿毒症患者常有便秘的困扰，是什么原因?

答：尿毒症患者便秘与不同程度的消化道症状，如恶心、呕吐、没有任何食欲、上腹部饱胀和厌食等有关，也与在接受透析过程中需严格控制饮水量、水分摄入不足有关，还与低钾饮食的要求、限制蔬菜水果等摄入有关。

191 尿毒症患者的便秘可以采取哪些方法改善？

答：尿毒症患者应在控制干体重的情况下，适当增加饮水量，多吃富含膳食纤维的食物，并合理补充维生素。如果仍有便秘，可在医生指导下使用乳果糖、比沙可啶肠溶片、麻仁软胶囊、开塞露等药物。若服用药物还不能缓解，可前往医院行灌肠导泻等治疗，或肠镜进一步明确诊断。

192 为什么尿毒症患者会出现食欲不振或消化不良？

答：尿毒症患者最早出现的消化系统症状是食欲不振或消化不良，病情加重时会出现厌食、恶心、呕吐或腹泻。这些症状的发生可能与肠道内细菌的尿素酶将尿素分解为氨，刺激胃肠道黏膜引起炎症和多发性表浅性小溃疡等有关。此外恶心、呕吐也与中枢神经系统的功能障碍有关。

193 作为一名尿毒症患者，我总是感觉腿脚难受，坐立不安，安静时与夜间特别明显，请问是什么原因？

答：这是不安腿综合征的症状，常常需要与夜间腿肌痉挛、静坐不能、周围神经病变等疾病鉴别。不安腿综合征，又称不宁腿综合征，是指小腿深部于休息时出现难以忍受的不适，运动、按摩可暂时缓解的一种综合征。临床特征是发生于下肢的一种自发的、难以忍受的痛苦的异常感觉。

194 如何治疗或改善不安腿综合征？

答：目前认为不安腿综合征属于中枢神经系统疾病，具体病因尚未完全阐明，因此只能做对症治疗。药物方面，首选多巴胺类药物（如复方多巴制剂）或多巴胺受体激动剂（如普拉克索、罗匹尼罗）。对继发性不安腿综合征患者，首先是要治疗原发疾病。随着病因的消除，患者症状可能也会随之消失。

195 尿毒症患者为何容易出现营养不良？

答：尿毒症患者易发生内分泌和代谢功能紊乱，如甲状旁腺功能亢进等。不良的精神状态、睡眠不足、氮质血症加快蛋白质代谢速度，促进肌肉蛋白质分解，均会导致营养不良。此外，透析也会加快营养物质的丢失。

196 什么情况下移植术前需要切除多囊肾？

答：移植的肾脏通常放在右侧髂窝内，移植的胰腺放在腹腔内中下腹，故一般认为胰肾联合移植前无需切除原来的多囊肾。

但出现如下情况时，应将多囊肾切除：①反复感染、出血、疼痛。②多发性或铸型结石伴顽固性感染。③巨大肾致使下腔静脉压迫。④多囊肾导致腹腔容积减少，手术区域暴露受限时。

197 糖尿病合并尿毒症患者为什么会经常全身瘙痒?

答：糖尿病患者在血糖控制不好及出现糖尿病并发症时会出现皮肤瘙痒的症状。高血糖使患者微血管病变、神经病变、皮肤感染、自身免疫紊乱等，导致汗液异常排出及皮肤含水量减少，从而产生皮肤干燥，增加瘙痒发生。

198 糖尿病合并尿毒症患者的皮肤并发症如何治疗?

答：①局部治疗。皮肤润滑剂、辣椒素软膏、沙利度胺和他克莫司软膏对皮肤瘙痒症有一定的疗效。

②物理治疗。每周3次全身紫外线延长照射疗法及针灸。

③全身治疗。纠正钙磷代谢紊乱，低蛋白饮食；使用抗过敏药物如氯雷他定、免疫调节药物如沙利度胺、阿片类受体阻断剂、小剂量加巴喷丁有助于缓解皮肤瘙痒。

④手术治疗。经济和身体条件允许时，可进行肾脏或胰肾联合移植手术。

199 尿毒症患者为什么经常口臭?

答：尿毒症患者口臭的味道是氨味，又称氨臭味，是晚期肾病、尿毒症患者明显症状之一。口臭的主要原因是由于肾病患者肾脏功能的衰退，体内的毒素如尿素氮等不能排出体外，长期积蓄体内，含脲酶的微生物释放氨所致。

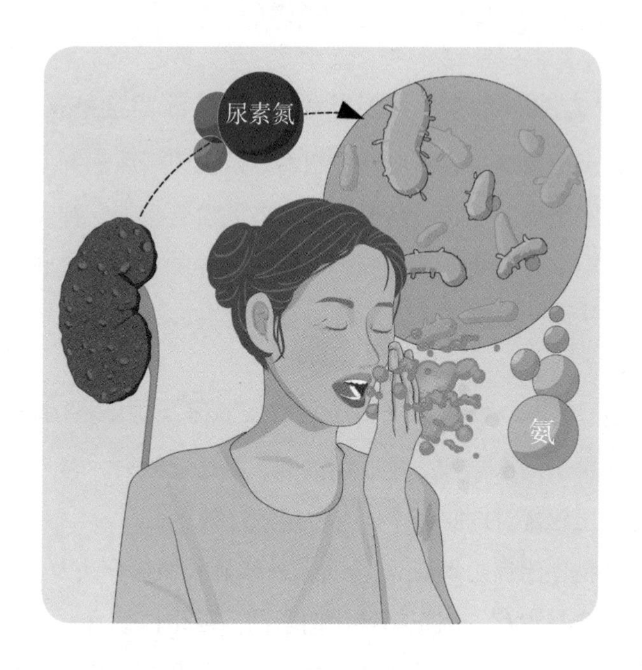

200 高磷血症是什么？该如何治疗？

答：血清磷浓度＞1.61 mmol/L时即为高磷血症，是血磷酸盐含量增加，超过正常水平的一种病理状态。高磷血症没有特异的临床症状。对于慢性肾功能衰竭的患者，可用血液透析或腹膜透析控制血磷酸盐水平，也可口服含钙磷结合剂（如碳酸钙、醋酸钙）或非铝非钙磷结合剂（如司维拉姆、碳酸镧、烟酸、考来替兰）来降血磷。

201 为什么尿毒症患者会出现继发性甲状旁腺功能亢进？

答：尿毒症患者肾脏排磷减少，导致高磷血症，同时由于肾1α-羟化酶缺乏造成肠钙吸收不足、在肾透析过程中补钙不足，造成低血钙。高血磷和低血钙刺激甲状旁腺增生，导致继发性甲状旁腺功能亢进。

202 包皮过长或包茎影响移植手术吗？

答：包皮过长是指男性阴茎在自然状态下，阴茎头不能外露或仅有少部分外露。主要表现为阴茎头被包皮完全包住或包皮不能上翻，若移植术前未得到正确处理，术后可能会引起阴茎头炎、包皮炎、泌尿道感染、包皮嵌顿等。

包茎指包皮口狭小，不能上翻露出阴茎头。若包茎严重，可引起排尿困难甚至尿潴留。

因胰肾联合移植术中需留置尿管，严重包茎存在无法留置尿管的可能，故需要术前处理，行包皮环切术等。

203 糖尿病合并尿毒症患者的性功能会下降吗？

答：是的。研究报道，血液透析患者对性无兴趣的占36.9%，性欲减退的占72.9%，正常性生活的占28.4%，无性欲但能性交者占47.5%。男性患者存在性欲减退，阴茎不能勃起或疲软，睾丸、输精管萎缩或硬化，间质水肿，精液减少，精子数量少、活性低、畸形率高，乳房女性化等症状。女性患者存在月经失调、停经、功能性子宫出血、性欲减退、卵巢功能减退等症状。

204 尿毒症患者性功能下降的原因是什么？出现性功能下降需如何改善？

答：影响尿毒症患者性功能的因素是多方面的，除了疾病本身因素之外，长期留置透析导管、高频率就诊等社会心理因素，也会加重患者的不良情绪，导致性兴趣减退，对正常的性生活造成影响。

应该严格遵医嘱进行规律透析等治疗，控制好尿毒症的病情，同时注意休息、积极排解不良情绪等，成功的肾移植术也可使尿毒症患者的性功能得到改善。

PART 四

胰肾联合移植
手术及麻醉知识

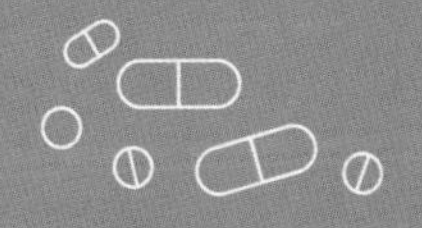

胰肾联合移植手术是将胰腺、肾脏从捐献者体内联合切取后移植到受体的手术，是治疗胰岛素依赖的1型和2型糖尿病伴终末期肾衰竭的首选方法，可有效提高患者的生存率，极大地改善患者生活质量，显著减少糖尿病相关并发症的发生。自1966年第1例胰肾联合移植成功以来，随着手术方式的改进、新型免疫抑制剂的临床应用和器官保存技术的发展，胰肾联合移植手术成功率显著提高。

胰肾联合移植手术属于难度最大的四级手术，采用平卧位气管插管静脉吸入复合麻醉，分为同侧胰肾联合移植和不同侧胰肾联合移植，手术时长6~8小时。手术切口根据移植物植入

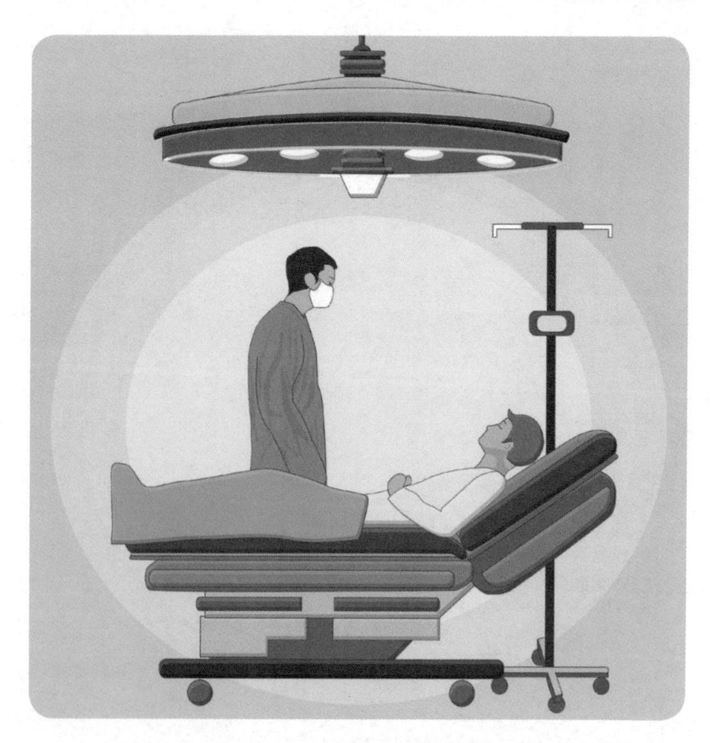

部位的不同而采用不同的切口类型。移植肾及移植胰腺置于两侧髂窝可采用双侧髂窝“J”形切口，或双侧下腹弧形切口。移植肾及移植胰腺置于同侧则取腹部正中或右侧经腹直肌切口，将移植肾置于腹膜外，移植胰腺置于腹腔内。

205 入院后、手术前要签哪些知情同意书?

答：入院知情同意书、手术知情同意书、基本医疗保险知情同意书、输血知情同意书、临床路径病种管理告知书、使用外购药品知情同意书、自主定价医疗服务项目收费知情同意书、医患双方不收和不送红包协议书、使用另外计费医疗器械及一次性医用耗材同意书等。不同医院略有不同。

206 胰肾联合移植手术需要多长时间?

答：一般6～8小时，包括麻醉及复苏1小时，手术5～7小时。

207 手术前需要配合护士做什么准备?

答：①手术部位备皮（剃除毛发并进行体表清洁）。备皮区域为上平剑突，下至大腿上1/3前，内及外阴部，两侧至腋后线。

②修剪指（趾）甲，男性患者剃胡须。

③沐浴。术后将有一段时间不能淋浴，术前洗头、洗澡。

④为保证术中麻醉安全，术前需要禁食12小时，禁饮6小时。

⑤充分的肠道准备。

⑥取下所有首饰、活动性假牙、隐形眼镜等，女性患者把指甲油卸掉，以免影响术中术后指尖血氧饱和度的监测。

208 胰肾联合移植手术过程是怎样的?

答：供者捐献器官，胰腺和肾脏等器官获取后行体外修整，血管重建。首先移植新的肾脏，放在右侧或左侧髂窝，吻合血管及输尿管；然后移植胰腺，放在腹腔内右侧或左侧下腹部，随后吻合肠道，冲洗腹腔；最后留置引流管，关闭腹腔及缝合皮肤。

209 胰肾联合移植手术时采取什么体位?

答：平卧位。

210 什么是同期胰肾联合移植?

答：同时移植胰腺和肾脏两个器官，一台手术解决糖尿病和尿毒症两个问题。两个器官来自同一供者，可降低排斥反应发生风险。同期胰肾联合移植是目前常用的手术方式。

211 什么是分期胰肾联合移植?

答：胰腺和肾脏两个器官分两个时期移植，先解决糖尿病或尿毒症，后解决另一个问题，包括肾移植后胰腺移植和胰腺移植后肾移植，供器官来自不同供者。

212 胰肾联合移植手术切口如何选择?

答：手术切口可根据移植物植入部位的不同而采用不同的切口类型。移植肾及移植胰腺置于同侧则取腹部正中或右侧经腹直肌切口，长度为10～15 cm，将移植肾置于腹膜外，移植胰腺置于腹腔内，这是目前大多数器官移植中心选择的手术方式。移植肾及移植胰腺置于两侧髂窝可采用双侧髂窝“J”形切口，或双侧下腹弧形切口。

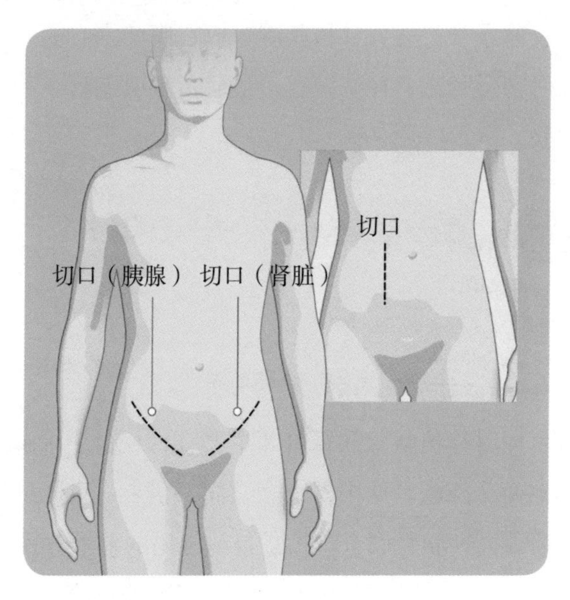

213 移植术后手术切口会留疤痕吗?

答：移植术后手术切口会留有一定的疤痕，但是依据患者是否属于疤痕体质，手术区的疤痕可表现出不同的症状。对于非疤痕体质的患者，手术后用祛除疤痕外用药物涂抹或理疗等改善疤痕处血液循环的方法处理后，大部分患者在2～3个月后疤痕组织可逐渐变淡、软化，几乎不影响美观。若疤痕体质的患者手术后，局部的疤痕明显凸起于皮肤表面，此时较为影响患者的美观，通过普通的药物治疗效果常不明显，可以手术切除疤痕组织、皮肤粘胶切口或激光来祛除疤痕。

214 广州医科大学附属第二医院器官移植中心采用的同期同侧胰肾联合移植手术过程是怎样的？

答：采用改良式同期同侧胰肾联合移植。手术切口选择右侧经腹直肌切口，进入腹腔后预防性切除阑尾，游离下腔静脉下段、右侧髂外动静脉及受体输尿管下段。采用供体髂血管搭桥，即供体髂外动脉与胰腺动脉行端端吻合，供体髂内动脉与移植肾动脉端端吻合，供体髂总动脉与受者髂外动脉端侧吻合。供体输尿管与受者输尿管或膀胱吻合。

215 通知我来做胰肾联合移植，为什么手术当天仍需再次评估捐献器官的质量才能决定是否手术？

答：通知您来手术，就已完成移植配型和供器官质量初步评估，但供胰腺和肾脏仍需切取下来肉眼或病理再次评估。获取胰腺后需观察胰腺大小、形态、颜色和质地，灌注是否充分、有无淤血或外伤。有胰腺炎症、脂肪过度浸润、外伤出血等情况是不适合移植的，为了您的预后和健康，此时可能取消联合移植手术。

216 移植术后全身有几条管道？

答：胰肾联合移植术后有胃管、静脉通路、有创动脉置管、移植肾周引流管、胰头后引流管、膀胱直肠陷凹（男）或子宫直肠陷凹（女）引流管、尿管等。

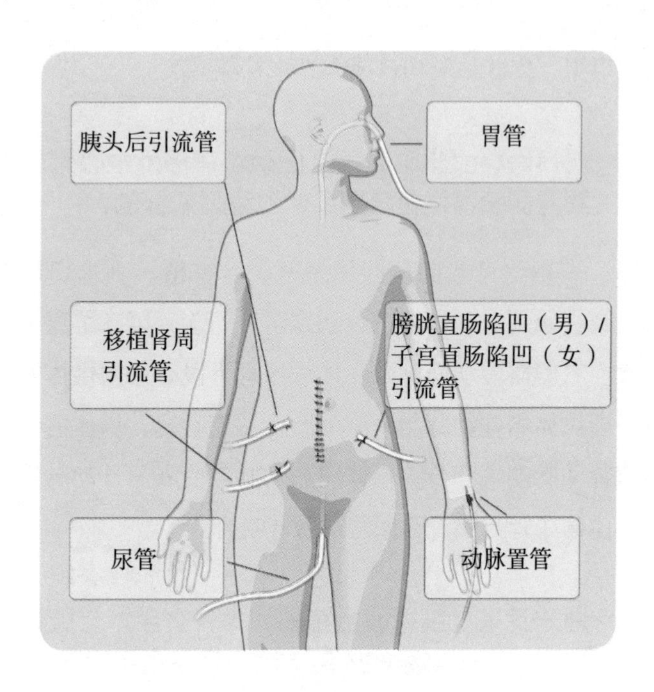

217 移植术后多久拔除胃管和尿管?

答：一般术后5～7天拔除胃管，术后2周左右拔除尿管。

218 移植术后多久拔除移植肾周引流管?

答：移植肾周引流管一般术后4～5天拔除，出血或引流液异常时酌情延长。

219 移植术后多久可以拔除胰头后引流管?

答：胰头后引流管被称为“安全引流管”，建议最后拔除，一般放置10～14天。视引流液颜色及量等情况择期拔除，有可能延迟拔除。

220 移植术后为什么要留置胃管？

答：留置胃管并胃肠减压可引出积压在消化道内的液体和气体，有利于肠道血液循环的恢复，减少肠壁水肿，减少胰液的分泌。同时可以减轻腹内压，改善因膈肌抬高而导致的呼吸与循环障碍，便于观察胃液量与性质变化及必要时胃管注入药物。部分患者留置胃管期间会有咽部不适及异物感。

221 术后留置尿管的目的是什么？会不舒服吗？

答：术后早期留置尿管的目的是便于观察尿量与尿液性质的变化，保持引流通畅，减轻输尿管膀胱吻合口压力，还可防止麻醉后所致的尿潴留。但留置尿管可能会有尿路刺激感、异物感等不适感，导尿后可能出现尿道狭窄、尿路感染等并发症。尿路刺激感及异物感可服用盐酸坦索罗辛缓释胶囊、盐酸屈他维林片缓解症状。术后1周应用抗生素，不易出现尿路感染，相对安全。

222 我在很远的外省，接到手术通知后来得及赶到吗？

答：来得及。一般会提前一天通知，接到通知后尽快收拾好行李前往移植医院，到了医院还有很多术前准备工作要做。即使当天通知当天手术，也来得及，不用担心。要按照医生的要求做准备。

223 我有糖尿病也有尿毒症，可以先做肾移植，等恢复好了，再考虑做胰腺移植治疗糖尿病吗？

答：可以，即分期胰肾联合移植。

224 术前紧张焦虑该如何缓解？

答：术前紧张焦虑是正常的心理反应，可以通过听医护人员介绍手术过程和成功案例、家属陪伴、调整呼吸、听音乐、看轻松的视频等方式来缓解紧张焦虑情绪，以最佳的心理状态迎接手术。

225 手术前如何清洁肠道？

答：手术前一天中午和下午需吃容易消化的食物，避免吃青菜和肉。手术前一天晚上开始肠道准备，包括口服复方聚乙二醇电解质散导泻药和比沙可啶肠溶片，清洁肠道以排出无渣水样便为宜。

226 移植手术前的麻醉过程是怎样的？

答：进入手术室后平躺在手术台上，采用静脉吸入复合全麻，面罩吸入麻醉药后很快入睡，随后行气管插管，手术做完后麻醉复苏，大约半小时后人清醒。

227 手术麻醉是否会有风险？

答：任何麻醉均有一定风险。轻微的不良反应包括过敏，严重的麻醉意外可导致心跳呼吸骤停，有生命危险。麻醉风险需要有心理准备，但因生命危险发生概率较低也不用过于担心。

228 麻醉的风险包括哪几个阶段？

答：包括全麻诱导、维持、苏醒和苏醒后4个风险阶段。麻醉的任何阶段均有一定的风险。

229 我很怕痛，麻醉后手术过程中会觉得痛吗？

答：在整个全麻手术当中，患者处于镇静、镇痛、无意识的状态，不会有痛感和疼痛记忆。

230 手术清醒后如果伤口疼痛怎么办？

答：不同人对疼痛的耐受程度不同，术后疼痛可使用镇痛泵、止痛针或口服止痛药。除了药物镇痛，还可以通过听音乐、聊天等方式转移注意力，减轻疼痛。手术后疼痛不会持续存在，术后可有一定程度疼痛，咳嗽、转身等情况下伤口受到牵拉时疼痛加重，一般术后2～3天后疼痛明显缓解。

231 胰肾联合移植手术过程中需要输血吗？

答：一般不需要输血，但医生通常会在手术前备好浓缩红细胞和血浆待用，如果术中有大出血、凝血功能异常及明显渗血等情况，则会输血。

232 输血反应有哪些表现?

答：①发热。表现为输血中或输血后体温升高，可伴有乏力、恶心等不适。

②过敏。轻者皮肤瘙痒、泛红或丘疹，重者会有哮喘或呼吸困难。

③溶血。表现为头痛、全身麻木疼痛、血压下降等。

④感染。轻者可有发热，重者伴有烦躁、发绀等中毒性休克表现。

⑤其他不良反应。例如紫癜、心率加快、心力衰竭、肺水肿、高钾血症等。

233 输血会不会感染传染病?

答：输血有感染传染病的风险，比如感染乙肝、丙肝、梅毒、艾滋病等传染性疾病。医院输的血来自血库，献血的人若属于感染的窗口期，抗体水平还很低，血库在对血加工质检和储存过程中检查不出来，血如果回输到患者身体里，就有可能感染，但这个概率是很低的。

234 我贫血，手术前可以输血吗?

答：慢性肾脏病患者因肾性贫血EPO分泌不足，需定期补充EPO及铁剂，切勿等到贫血严重时才重视，如果必须输血，建议输注滤白红细胞，避免产生抗体。

235 手术有感染的风险吗？

答：有。包括细菌、真菌和病毒等各种感染，严重者可导致死亡。术后患者服用免疫抑制剂，免疫力低于正常人，终身存在感染风险。

236 手术中会有脑血管意外的风险吗？

答：有。胰肾联合移植患者患有糖尿病和尿毒症，基础疾病多，长期糖尿病导致血管条件差，若术中血压升高或本身有脑血管畸形则更容易发生脑血管意外。

237 手术中什么情况下需要切除移植肾？

答：出现超急性排斥反应、移植肾破裂或假性动脉瘤破裂大出血、移植肾丧失功能后伴发局部和全身症状等情况时，需要切除移植肾。

238 术中超急性排斥反应有何表现？如何避免术中超急性排斥反应？

答：术中超急性排斥反应表现为移植肾或移植胰腺在血液循环恢复后变硬呈红色，以后突然变软呈紫色，动脉搏动良好而静脉塌陷，或移植肾自发性破裂。

超急性排斥反应重在预防。手术前会进行淋巴细胞毒交叉试验，淋巴细胞死亡率 < 10%或试验结果为阴性可有效避免超急性排斥反应的发生，才能施行器官移植手术。

239 术中或术后早期出现超急性排斥反应要切除移植物吗?

答：是的，必须切除。

240 手术后排斥反应是终身都会发生吗?

答：是的。移植术后需终身服用免疫抑制药物，任何时期都有发生排斥反应的风险，但一般术后1～2年后急性排斥反应发生概率会降低，不用过于担心。了解排斥反应的临床表现，身体不适时及时就医即可。

241 胰肾联合移植术中需要切除阑尾吗?

答：需要。阑尾在我们身体的右下腹，为避免术后急性阑尾炎发作引起右下腹痛影响移植胰腺、肠道功能及术后并发症的诊治，手术中需要预防性切除阑尾。

242 胰肾联合移植术后多久可以下床?

答：术后第2天，医护人员会协助患者在床边站立称体重；术后3～4天待病情稳定，经跌倒安全风险评估后，在医护人员协助下可以开始下床活动，下床遵循“站—立—行”三部曲，循序渐进增加活动量。

243 手术后多久不能吃东西?

答：胰肾联合移植手术因行肠道吻合，为减轻肠道水肿及出血等风险，需要禁食6～7天。过早进食会刺激胰腺外分泌增加，不仅不利于吻合口的愈合，还可能延迟移植胰腺的功能恢复，甚至引起移植胰腺炎。根据恢复情况会逐渐过渡到全流饮食、半流饮食，最后恢复普食。

244 手术后伤口多久换药一次?

答：一般每2～3天换药一次，如敷料有渗血、渗液，则随时更换。

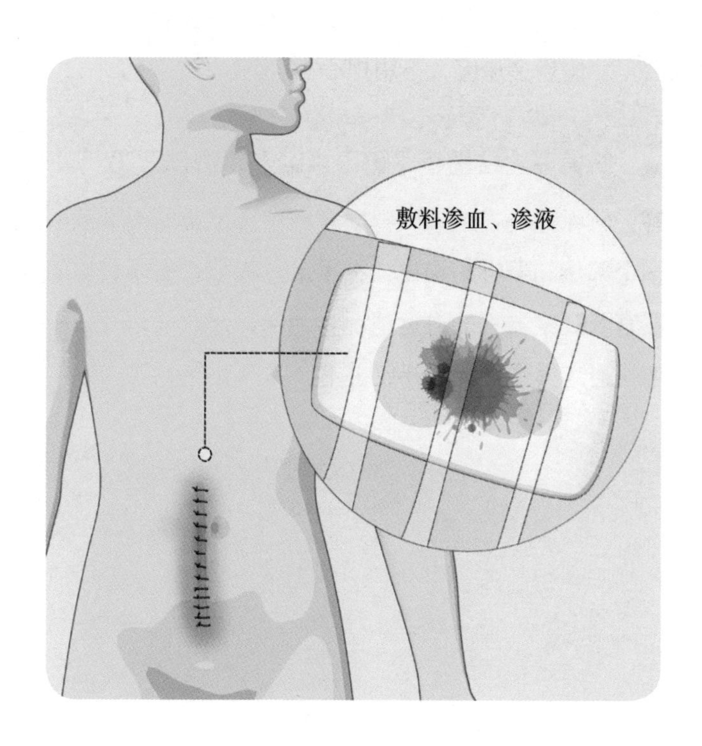

245 胰肾联合移植手术切口多久拆线?

答：一般术后12～14天。若伤口感染或脂肪液化愈合不良，则延迟拆线时间。拆线时可先间断拆线，再过渡到全拆。

246 我长期透析已没有尿，手术后来尿会不适应吗?

答：尿毒症患者长期透析尿量很少或无尿，术后移植肾功能恢复后，每日尿量增多至1 000～2 000 mL，膀胱容量良好的患者如厕次数少，膀胱容量少或长期无尿膀胱挛缩的患者如厕次数会多。慢慢会适应，不用担心。

247 胰肾联合移植手术可以用腹腔镜微创做吗?

答：暂无此类报道。胰肾联合移植手术难度大、范围广，涉及多个部位和器官的操作，在手术过程中，需要足够的空间置入器官及观察器官的血运情况。为保证疗效确切及减少并发症，现普遍选择更安全的开放手术。

PART 五

胰肾联合移植

术后疾病管理

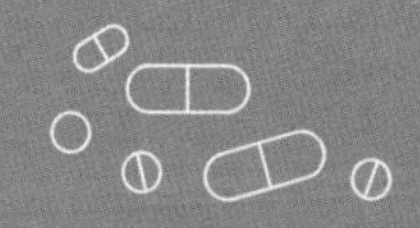

胰肾联合移植手术成功只是移植物及移植受者长期存活的第一步。术后并发症是影响移植物和移植受者长期存活的重要因素。胰肾联合移植术后并发症复杂且管理难度大，严重者需要切除移植胰腺或移植肾，甚至有死亡的风险。胰肾联合移植术后受者和移植物1年存活率达95%和90%，受者3年、5年和8年存活率分别为90.1%、89.1%和80%，移植物3年、5年和8年存活率分别为86.8%、84.6%和60%。

如何做好术后短期和长期管理，正确认识并早期发现并发症至关重要。胰肾联合移植术后外科并发症包括移植物出血、动静脉血栓形成、胰腺炎、腹腔感染、淋巴漏、术口感染/愈

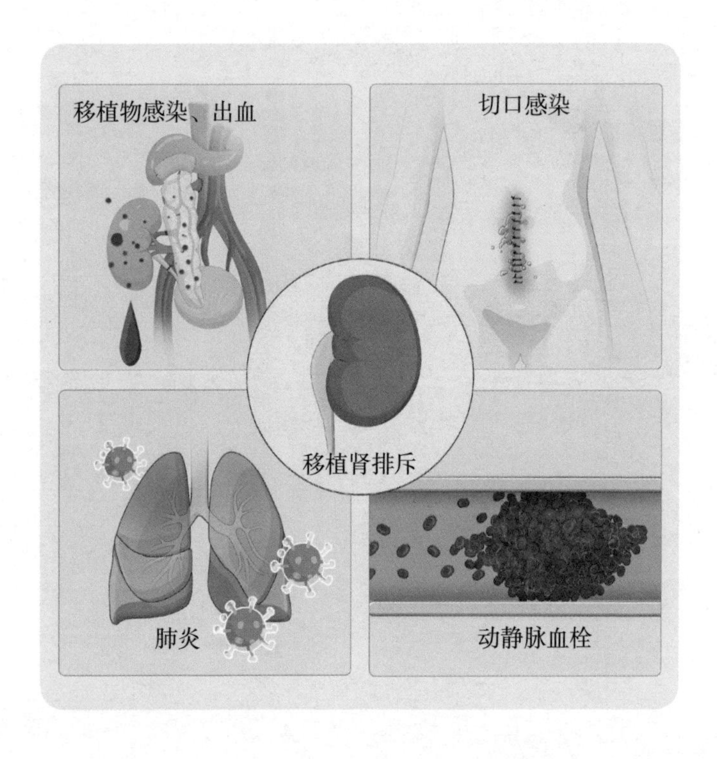

合不良等。胰肾联合移植内科并发症包括肺炎、泌尿系感染、消化道出血、移植肾/移植胰腺/移植十二指肠急性排斥反应、代谢性酸中毒等。因此，充分认识并发症，配合良好的自我监测和管理，可以及时发现并处理并发症，有助于移植物及移植受者的长期存活，降低再手术率及死亡率。

248. 术后监护包括什么？

答：①术后置于手术监护病房，待麻醉苏醒、呼吸平稳、意识清楚、生命体征稳定，成功脱机后，拔除气管插管，拔管前后吸痰，并鼓励患者咳痰，防止误吸。

②动态监测生命体征。

③观察记录24小时液体出入量、肾周和腹腔引流液的性质及引流量。

249. 移植术后早期监测的指标包括哪些？

答：术后早期严密的监测有助于观察移植物功能恢复情况，及时预判潜在并发症。

监测指标主要包括体温、脉搏、呼吸频率、血压、血氧饱和度、血糖、血常规、尿常规、生化及肝肾功能、血/尿淀粉酶和脂肪酶、凝血功能、感染指标、心功能等，同时应关注引流液的性质和量、液体出入量等。

250. 移植术后需要吸氧和雾化吗？

答：需要。手术创伤及术后氧耗均增加，吸氧可增加人体内的氧含量，促进心肺功能恢复。术后需吸氧1周左右的时间，根据病情延长吸氧时间；雾化吸入是为了湿化气道，稀释并促进痰液排出，防止术后出现呼吸道感染。常用雾化药物有布地奈德、异丙托溴铵、硫酸沙丁胺醇。

251 哪些指标反映移植胰腺外分泌功能?

答：淀粉酶是监测移植胰腺外分泌功能的主要指标，可根据血淀粉酶、尿淀粉酶、胰周引流液淀粉酶水平综合判断移植胰腺外分泌功能。

252 哪些指标反映移植胰腺内分泌功能?

答：血糖是监测移植胰腺内分泌功能的主要指标，可根据血糖水平综合判断移植胰腺内分泌功能。

253 移植术后血糖维持多少算正常?

答：空腹血糖水平应维持在3.9～6.1 mmol/L为宜，餐后2小时血糖≤7.8 mmol/L为宜。出现低血糖或血糖过高均应及时处理。

254 移植术后移植胰腺彩超多久做一次?

答：术后前两周每3天行一次移植胰腺彩超检查，两周后每周行一次彩超检查，出院后随访每3个月行一次彩超检查，有病情变化时随时检查。

255 为什么移植术后需要维持血压平稳?

答：移植胰腺是低血流灌注器官，术后早期血压的平稳对移植胰腺和移植肾的功能恢复尤为重要。血压过高会出现心血管意外、伤口内渗血或出血。血压过低会引起移植物功能延迟恢复。

256 移植术后早期为什么要禁食?

答：移植术后胰液、肠液分泌量大，胰液、肠液的消化作用可能影响肠道吻合口的愈合，过早进食会引起出血、肠漏或胰漏，还可能影响移植胰腺及十二指肠的功能恢复。术后禁食期间会予静脉补充营养，包括足够的水分、热量、氨基酸、脂肪乳、维生素、电解质等成分，不必担心营养不良。

257 移植术后为什么要加强营养?

答：胰肾联合移植受者因长期尿毒症及糖尿病，术前存在长期营养摄入不足、大量丢失蛋白的情况，机体处于慢性消耗状态，呈负氮平衡。移植手术的创伤、术后较长时间的禁食以及应用免疫抑制剂使受者机体处于高分解状态，加重了氮的丢失。因此，术后充足的营养对于避免并发症以及促进机体康复必不可少。

258 什么是肠内营养?

答：肠内营养是经胃肠道提供代谢需要的营养物质及其他各种营养素的营养支持方式。肠内营养的途径有口服和经导管输入两种，其中经导管输入包括：鼻胃管、鼻十二指肠管、鼻空肠管和胃空肠造瘘管。

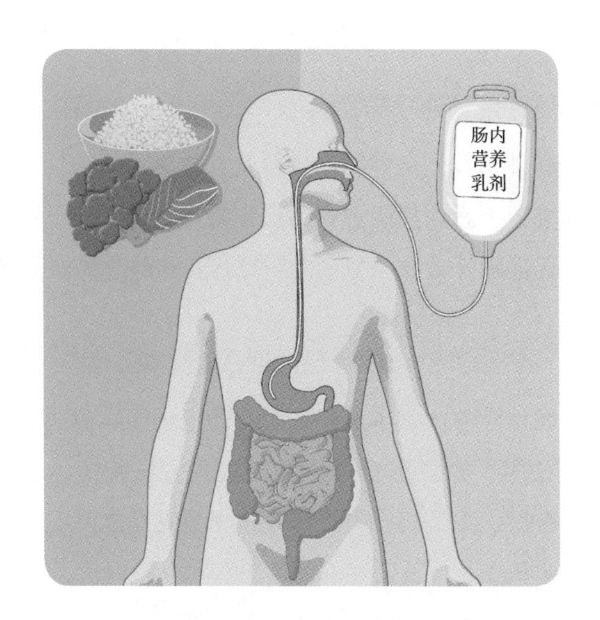

259 肠内营养的适应证包括什么？

答：胃肠道有功能时建议使用肠内营养，适应证有以下几种。①吞咽和咀嚼困难；②意识障碍或昏迷；③消化道瘘；④短肠综合征；⑤肠道炎性疾病；⑥急性胰腺炎；⑦高代谢状态；⑧慢性消耗性疾病；⑨纠正和预防手术前后营养不良；⑩特殊疾病。

260 肠内营养的最常见并发症及原因是什么？

答：腹泻是肠内营养的最常见并发症。长期未进食、初次鼻饲、灌注速度过快、吸收不良、鼻饲液浓度太高、乳糖不耐受者均可引起腹泻。对于乳糖不耐受的患者，应给予无乳糖配方。

261 什么是肠外营养？

答：肠外营养是从静脉内供给营养作为手术前后及危重患者的营养支持，旨在使患者在无法正常进食的状况下仍可以维持营养状况。肠外营养分为完全肠外营养和部分肠外营养。

262 肠外营养的适应证包括什么？

答：肠外营养的基本适应证是胃肠道功能障碍或衰竭者，如胃肠道梗阻、短肠综合征、肠缺血、多发肠瘘、放射性肠炎、严重腹泻、重症胰腺炎、休克或多器官功能障碍综合征、高分解代谢状态、严重营养不良及无法耐受肠内营养者。

胰肾联合移植术后早期禁食状态需要完全肠外营养。

263 移植术后为何容易诱发应激性溃疡？

答：应激性溃疡泛指休克、创伤、手术后和严重全身性感染时发生的急性胃炎，多伴有出血症状，是一种急性胃黏膜病变。

胰肾联合移植受者术前存在长期糖尿病导致的血管硬化，致胃黏膜血供欠佳；胰肾联合移植手术创伤大、存在应激反应，加之术前及术后均需应用激素，故容易发生应激性溃疡。

264 如何预防移植术后应激性溃疡？

答：术前胃镜检查早期发现糜烂性胃炎或十二指肠溃疡，需要到消化内科治疗，饮食宜清淡忌辛辣；胰肾联合移植术后应用抑制胃酸分泌药物，必要时增加胃黏膜保护剂。

265 为什么移植术后需要输注白蛋白？

答：移植术后早期大量蛋白质丢失致低蛋白血症，术后需多次输注白蛋白以改善移植物的供氧和减轻水肿，有利于全身状况及移植物功能的恢复，增加血容量，维持血浆胶体渗透压；静脉滴注白蛋白后应用利尿药物促进尿液排出，减轻组织水肿，有利于伤口的愈合。

266 白蛋白和丙种球蛋白是同一种药物吗？

答：不是同一种药物。白蛋白主要作用是增加血容量和维持血浆胶体渗透压；在氮代谢障碍时，组织蛋白和血浆蛋白可互相转化，白蛋白可作为氮源为组织提供营养，成为营养供给。丙种球蛋白主要作用是增强机体的抗感染能力和免疫调节功能。

267 移植术后患者什么情况下需要使用丙种球蛋白？

答：移植术后如果出现重症感染，如肺炎、败血症或急性排斥反应等可应用丙种球蛋白。

268 输注白蛋白和丙种球蛋白后可能有什么不良反应？

答：二者都属于血液制品，常见不良反应有寒战、发热、颜面潮红、皮疹、恶心、呕吐等，过快输注会引起肺水肿，偶有过敏反应。

269 移植术后为什么要抗凝？如何抗凝？

答：术后抗凝主要有以下6个方面原因。

①糖尿病患者因血小板功能亢进，凝血因子增高，内源性抗凝物质减少而处于高凝状态，血流易于淤滞。

②胰腺移植术后胰腺组织处于水肿状态，胰腺血流量减少。

③胰腺缺血和再灌注损伤激活凝血系统并消耗抗凝血酶Ⅲ（ATⅢ）等原因。

④移植胰腺属低灌注器官，是血栓形成的高危器官。

⑤供体髂血管与胰腺动脉重建后行程较远，易发生血栓。

⑥移植胰腺所带腹主动脉瓣与髂外动脉瓣吻合口易出现涡流。

故建议术后用低分子肝素抗凝1周，随后如无特殊则改用长期口服阿司匹林或波立维抗凝。

270 出血是移植术后抗凝的主要风险吗？

答：是的。术后抗凝治疗会延长促凝血时间，因此会增加颅内出血或消化道大出血的风险。抗凝治疗期间会动态监测凝血功能、血红蛋白及观察引流液量与性质的变化，出现血性引流液伴贫血、凝血时间延长时停用抗凝治疗。

271 移植术后早期血糖偏高该怎么办？

答：胰肾联合移植术中激素用量大及术后早期移植胰腺功能尚未恢复等原因，会导致血糖偏高，这个阶段可以给予适量胰岛素控制血糖水平，协助胰腺功能恢复，不必过于担心。

272 移植术后初期需要使用胰岛素或药物降血糖吗？

答：有可能需要。术后初期移植胰腺功能未恢复前，存在高血糖的可能，应给予适量胰岛素或口服降糖药控制血糖水平，减轻移植胰腺负担。当移植胰腺功能恢复后，血糖会随之恢复正常，故不必过度担心。

273 移植术后会出现低血糖吗？

答：部分糖尿病受者术后移植胰腺对血糖的反馈抑制功能尚未完全建立，移植胰腺的胰高血糖素或胰岛素尚未正常分泌，升血糖和降血糖的机制尚未达到稳态等，故有发生低血糖或高血糖的可能。

274 胰肾联合移植围手术期如何预防感染？

答：围手术期预防感染包括预防细菌和真菌感染，方案多为亚胺培南西司他丁钠或美罗培南+万古霉素或利奈唑胺+卡泊芬净或米卡芬净，疗程7~14天；根据供体细菌培养或器官修整灌注液细菌培养结果、受者肝肾功能等指标及时调整抗感染药物种类、剂量及疗程。

275 广州医科大学附属第二医院器官移植中心常用胰肾联合移植免疫诱导方案是什么？

答：广州医科大学附属第二医院器官移植中心是国内胰肾联合移植经验最丰富的中心之一。该中心采用的免疫诱导方案是兔抗人胸腺细胞免疫球蛋白联合注射用巴利昔单抗。若患者PRA阳性，在上述免疫诱导方案上酌情加用利妥昔单抗或丙种球蛋白加强免疫诱导。

276 移植术后抗排斥药物有哪些种类？

答：①钙调磷酸酶抑制剂（CNI），包括他克莫司（FK506）和环孢素（CsA）。

②抗细胞增殖类药物，包括吗替麦考酚酯（MMF）、麦考酚钠肠溶片、咪唑立宾、硫唑嘌呤和来氟米特。

③哺乳动物雷帕霉素靶蛋白抑制剂，包括西罗莫司。

④糖皮质激素，主要包括甲泼尼龙和泼尼松。

277 移植术后常用抗排斥药物方案是什么？

答：胰肾联合移植术后抗排斥药物方案常采用他克莫司+吗替麦考酚酯+激素的经典三联免疫抑制方案。目前，激素在维持免疫抑制方案中的使用逐步减少，原发病为糖尿病者，可考虑早期撤除激素。免疫抑制方案及药物剂量的选择是根据患者的年龄、药代动力学、血药浓度、致敏状态等多种因素综合制定的，患者切勿自行调整。

278 他克莫司普通剂型和他克莫司缓释剂型有什么区别?

答：他克莫司胶囊和他克莫司缓释胶囊的成分都是他克莫司，不同的赋形剂，导致他克莫司的溶出速度不一样。他克莫司缓释剂的药代动力学曲线比速释剂更加平缓，且峰浓度更低。他克莫司缓释胶囊缓释的作用时间长，只需要一天服用一次，依从性更好，漏服概率减小。他克莫司还有颗粒剂型，适合用于鼻饲和儿童患者服用。

279 什么是他克莫司、环孢素谷浓度？什么是环孢素峰浓度?

答：他克莫司及环孢素谷浓度表示给药期间的最低浓度，通常根据多次给药达稳态时给药后初始时刻至下次给药前的最低浓度得到。该指标是反映药物蓄积水平的常用指标，与药物剂量、给药间隔和药物消除速率存在密切关系。抽血时间为服用他克莫司及环孢素前（谷浓度C_0）。

环孢素峰浓度表示给药后达到的最高血药浓度，称血药峰浓度（峰浓度C_2），它与给药剂量、给药途径、给药次数及达到时间有关。抽血时间为服用环孢素后2小时。

280 移植术后他克莫司浓度需维持在什么水平?

答：《器官移植》杂志发表的《胰肾联合移植临床技术规范（2020版）》指出，他克莫司浓度维持水平与肾移植基本相同。

他克莫司谷浓度目标范围：

术后1个月内为8～12 μg/L；

术后1～3个月为6～10 μg/L；

术后3～12个月为4～10 μg/L；

12个月后控制在4～8 μg/L。

具体情况需结合患者体重、服药剂量、代谢类型综合判断。

281 他克莫司血药浓度定期监测的意义是什么？

答：免疫抑制剂是把双刃剑，服用过度，超过药物有效浓度，会引起免疫抑制过度，造成药物的肝肾毒性及免疫力低引起肺炎或尿路感染等；服用过少，达不到药物有效浓度，则会发生排斥反应，导致移植物出现不可逆的损伤，最终失去功能。根据他克莫司浓度值，调整他克莫司用量，维持正常值范围，利于移植物的长期存活。

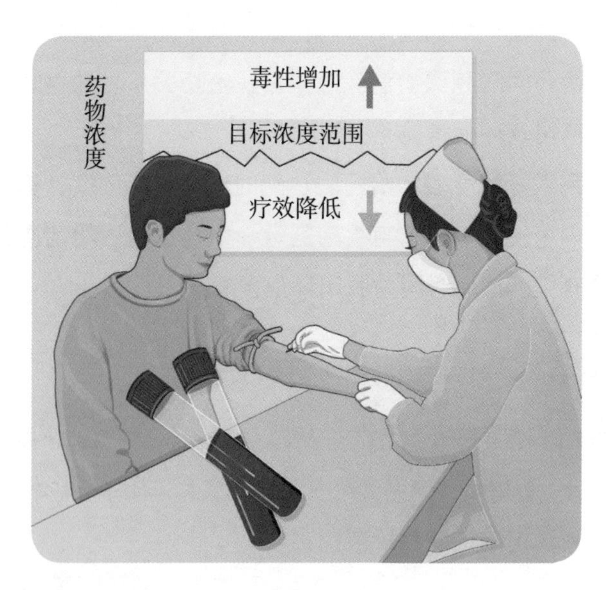

282 为什么我和其他病友体重一样，吃的他克莫司剂量也一样，但他克莫司药物浓度差别这么大?

答：代谢类型不同。通过检测细胞色素P450 3A5（CYP3A5）基因分型，可判断快代谢、正常代谢或慢代谢类型。服用他克莫司剂量相同的情况下，快代谢的患者他克莫司浓度会低，慢代谢的患者他克莫司浓度会高。

283 检测细胞色素P450 3A5（CYP3A5）的作用及意义是什么?

答：CYP3A5是一类参与他克莫司代谢的关键酶，有助于移植术后免疫抑制剂FK506的个性化治疗，并加强药物安全性和有效性，有助于及时调整药物剂量和判断免疫抑制强度。快代谢患者他克莫司血药浓度偏低，可导致急性排斥反应和药物敏感性降低。慢代谢患者血药浓度偏高，容易引发肾毒性、神经毒性、糖尿病、高脂血症等毒副作用。

284 中国人群中，他克莫司各代谢类型占比如何?

答：慢代谢占比52%，正常代谢占比36%，快代谢占比12%。

285 移植术后环孢素浓度需维持在什么水平?

答：《器官移植》杂志发表的《胰肾联合移植临床技术规范（2020版）》指出，环孢素浓度维持水平与肾移植基本相同。

环孢素浓度目标范围：

术后1个月内C_0为150～300 mg/L，C_2为1 000～1 500 mg/L。

术后1～3个月C_0为150～250 mg/L，C_2为800～1 200 mg/L。

术后4～12个月C_0为120～250 mg/L，C_2为600～1 000 mg/L。

12个月后控制C_0为80～120 mg/L，C_2为＞400 mg/L。

286 他克莫司和环孢素谷浓度及峰浓度的抽血时间点什么时候适合？

答：上午服用他克莫司前半小时抽血，行他克莫司谷浓度检测。若10点服药则9点30分抽血最佳。

服用环孢素前抽血行环孢素谷浓度检测，一般10点前。服用环孢素后2小时抽血行环孢素峰浓度检测，一般12点后。

287 什么药物或食物会影响抗排斥药物他克莫司的血药浓度？

答：会升高他克莫司血药浓度的药物有抗真菌药物（酮康唑、伏立康唑、氟康唑）、大环内酯类抗菌药（红霉素、克拉霉素）、钙拮抗剂（地尔硫卓、尼卡地平）、含五味子的中药制剂（五酯胶囊、五味子片）和口服避孕药等。

会降低他克莫司血药浓度的药物有利福平、糖皮质激素等。

会影响他克莫司血药浓度的食物有葡萄柚、杨桃、浓茶、辣椒等。

288 吗替麦考酚酯的浓度抽血检测有哪几个时间点？参考范围是什么？

答：吗替麦考酚酯的浓度抽血检测时间点包括服药前，服药后半小时、1小时、2小时和8小时。参考范围是曲线下面积（AUC）为30～60 mg·h/L。

289 麦考酚钠肠溶片浓度抽血检测有哪几个时间点？参考范围是什么？

答：麦考酚钠肠溶片浓度抽血检测时间点包括服药后1小时、1.5小时、2小时和4小时。参考范围是AUC为30～60 mg·h/L。

290 西罗莫司目标血药浓度是多少？

答：西罗莫司联合他克莫司及糖皮质激素作为初始治疗的血药谷浓度为8～12 ng/mL；早期转化西罗莫司+吗替麦考酚酯+糖皮质激素方案是可行的，建议西罗莫司血药谷浓度为4～10 ng/mL；远期转换西罗莫司+吗替麦考酚酯+糖皮质激素方案，西罗莫司血药谷浓度控制在4～8 ng/mL。

291 吗替麦考酚酯胶囊在什么情况下可替换成麦考酚钠肠溶片或咪唑立宾片？

答：当服用吗替麦考酚酯胶囊出现反复白细胞计数减少或反复腹泻等不良反应时可替换。

292 他克莫司引起移植后糖尿病的风险会比环孢素更高吗？

答：他克莫司相对于环孢素引起移植后糖尿病的风险更高。但他克莫司明显提高了移植胰腺存活率，术后1年时仅4%的受者因为移植后新发糖尿病转换为环孢素。他克莫司具有强效免疫抑制作用及抗自身免疫反应的特性，在免疫抑制强度方面利大于弊，仍是术后常用免疫抑制剂。

293 移植术后激素需要终身服用吗？

答：如果为糖尿病肾病引起的尿毒症患者，可早期撤除激素。如果是肾炎等引起的尿毒症合并糖尿病患者，撤除激素后，有增加排斥反应率和移植物丢失率的风险，也有肾炎复发的风险，但当出现难以控制的血糖升高、白内障、股骨头坏死等激素引起的严重不良反应时，可以减量或撤除激素。

294 激素有哪些常见的副作用？

答：①增加感染和恶性肿瘤的发生率，增加病毒性肝炎和肝癌的复发率。

②易引起移植后糖尿病及代谢性骨病。

③可致伤口愈合延迟。

④长期使用可致白内障、高血压、肥胖、满月脸、水牛背、骨质疏松、消化道溃疡、儿童生长抑制、肾上腺皮质功能减退等。

其余副作用详见药物说明书。

295 免疫抑制剂的常见不良反应有哪些?

答：常见的免疫抑制剂有他克莫司、环孢素、西罗莫司、吗替麦考酚酯胶囊、麦考酚钠肠溶片、咪唑立宾等。

他克莫司、环孢素和西罗莫司可能出现与剂量相关的肾功能损伤、肝毒性及神经毒性。他克莫司常见副作用是手抖、血糖升高。环抱素常见副作用是多毛、牙龈增生。西罗莫司常见副作用是切口愈合不良、口腔溃疡等。吗替麦考酚酯胶囊、麦考酚钠肠溶片、咪唑立宾可能出现与剂量相关的骨髓抑制，如血白细胞减少。吗替麦考酚酯胶囊、麦考酚钠肠溶片常引起腹泻等胃肠道症状。咪唑立宾常引起肝功能异常及高尿酸血症等。具体不良反应详见药品说明书。

296 为什么不能只用一种抗排斥药物，而要两种或三种抗排斥药物联合应用?

答：利用多种免疫抑制剂抑制排斥反应过程中的不同环节，可增强药物之间的协同作用及免疫抑制效果，并减少各种药物的剂量，降低其不良反应。目前，胰肾联合移植术后患者建议三联免疫抑制治疗。而糖尿病引起的糖尿病肾病患者，可根据个体情况早期减量或完全撤除激素。

297 移植术后患者使用的抗排斥药物种类和剂量都一样吗?

答：术后患者使用的抗排斥药物种类和剂量需要根据患者

的年龄、药代动力学、基因型（CYP3A4，CYP3A5）、血药浓度、致敏状态、配型、并发症、移植物功能、排斥反应发生情况、全身情况以及经济状况等多种因素制订个体化方案，并针对个体对药物的顺应性和不良反应情况及时调整用药种类和剂量。

298 如何判断抗排斥药物是否足量？

答：通过定期监测他克莫司/环孢素/西罗莫司血药浓度、霉酚酸酯类药物曲线，有助于及时调整免疫抑制剂的用量；同时关注血常规中淋巴细胞绝对值可反映免疫抑制的状态。

299 听病友说某种抗排斥药物好，可以自己更换抗排斥药物吗？

答：不可以。自己更换抗排斥药物种类与剂量存在药物过量与发生排斥反应的风险，切勿听病友建议擅自改药，要在移植医生的指导及严密监测下才可调整。

300 如何判断药物性肾损伤？

答：药物性肾损伤是指药物治疗导致的新出现肾损伤或现有肾损伤加重。移植术后服用免疫抑制药物可引起药物性肾损伤。主要有以下两种判断方式：

①可疑药物给药后新出现肾损伤。

②排除所有其他原因，停用可疑药物后肾损伤改善或终止进展。

301 免疫抑制剂引起肾毒性时该如何处理?

答：如果出现免疫抑制剂所引起的肾毒性，如肌酐升高、高氮质血症，应减量药物或选用其他免疫抑制剂予以替换。如果要改变免疫抑制方案，应密切监测移植物的功能变化。调整药物一定要在医生指导下进行，切勿自行调整。

302 移植术后出现药物性肝损伤该如何治疗?

答：主要有以下两种治疗方法。①及时停用可疑损伤药物，尽量避免再次使用可疑或同类药物。②根据药物性肝损伤的临床表现选用适当的药物治疗。

如果肝损伤仍无法缓解，可以调整免疫抑制方案。护肝药物有：甘草酸制剂、水飞蓟制剂、双环醇、多烯磷脂酰胆碱、谷胱甘肽、硫普罗宁、葡醛内酯、熊去氧胆酸、腺苷蛋氨酸、促肝细胞生长素等。消炎利胆药物有：牛黄熊去氧胆酸、消炎利胆片、金胆片、胆宁片等。

303 移植术后预防病毒感染的药物有哪些？疗程有多久?

答：血肌酐水平恢复正常或接近正常后，静脉注射更昔洛韦，7～14天后改口服缬更昔洛韦片或更昔洛韦胶囊，继续服用6个月，可预防巨细胞病毒感染。服药期间需注意白细胞下降等不良反应，并及时调整剂量。

304 移植术后激素引起的高血糖该如何处理?

答：术后早期，静脉应用甲泼尼龙或口服泼尼松升高血糖的机制主要是因为糖皮质激素是体内胰岛素的重要的拮抗激素，诱导胰岛素抵抗。但术后早期因激素抗排斥治疗不能中止，可应用胰岛素调控血糖；原发病为糖尿病肾病的患者后期口服激素药物可减量直至停用。当激素减量或撤除后，大部分患者血糖会恢复正常水平。

305 什么是移植肾功能延迟恢复?

答：移植肾功能延迟恢复是指移植术后一周内少尿或无尿，需要透析治疗，或者术后一周血肌酐仍大于400 μmol/L，可伴容量过多症状。

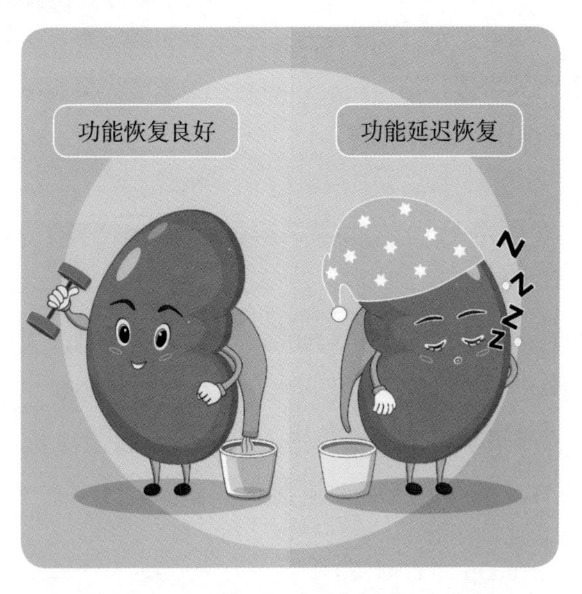

306 移植肾功能延迟恢复的原因有哪些？

答：移植肾功能延迟恢复以移植肾少尿或无尿、血肌酐升高为其临床特征，主要因素包括肾前性、肾性及肾后性3种。

307 移植肾功能延迟恢复的肾前性因素是什么？

答：肾移植术中及术后早期低血容量、低血压、肾动静脉吻合口狭窄为肾前性因素。

308 移植肾功能延迟恢复的肾性因素是什么？

答：环孢素A或他克莫司肾毒性、肾小管坏死、排斥反应及供肾原有疾病为肾性因素。

309 移植肾功能延迟恢复的肾后性因素是什么？

答：移植肾尿路梗阻如外界血肿压迫、结石或血块梗阻、输尿管吻合口狭窄、输尿管过长等导致扭曲为肾后性因素。

310 移植肾功能延迟恢复一般需要多久？

答：移植肾功能延迟恢复的时间一般是3周左右，即肾小管上皮细胞从坏死脱落到再生所需要的时间。但对于边缘供肾，对于一些老年受体，恢复时间可能会更长，极个别患者200多天才恢复。

311 移植肾功能延迟恢复的治疗方法有哪些?

答：①透析治疗，减轻移植肾负担，加快毒素代谢。

②免疫抑制剂调整。

③改善移植肾血供及微循环。

④预防感染及支持治疗。

⑤利尿治疗。

⑥监测群体反应性抗体、移植肾彩超等指标。

312 移植术后排斥反应有哪几种类型?

答：根据排斥反应发生的时间，可分为超急性排斥反应、急性排斥反应和慢性排斥反应；根据排斥反应发生的机制，可分为细胞性排斥反应和体液性排斥反应。

313 移植胰腺急性排斥反应，常发生在术后多久?

答：急性排斥反应临床上最为常见，常发生在术后1周到3个月，也可发生在移植术后的任何时间，伴随终身。

314 移植胰腺、移植肾急性排斥反应临床表现有哪些?

答：移植胰腺急性排斥反应临床表现为发热，移植胰腺肿大、质硬、压痛，腹胀，腹痛，实验室检查可有血糖或血淀粉酶升高，超声检查显示移植胰腺体积增大，胰腺血流阻力指数增加。

移植肾急性排斥反应临床表现为尿量减少，体重增加，发热，血压升高，移植肾肿大、质硬、压痛，常伴有不同程度的乏力、关节酸痛、畏寒、寒战、腹胀、头痛、心悸、纳差等全身反应。血肌酐、尿素氮升高有助于临床诊断。超声检查显示移植肾体积增大、肾皮质增厚，回声不均并增强等。

315 移植肾急性排斥时，移植肾彩超表现为哪些特点？

答：彩超检查主要表现为移植肾肿大、皮质增厚、回声增强。轻度急性排斥反应移植肾内血流无明显变化；严重者肾内血流充盈减少，呈点状或棒状，甚至皮质内无血流充盈。急性排斥反应是引起移植肾动脉阻力增高的基础，舒张末期血流减少甚至消失，呈高速高阻血流频谱，动脉阻力指数为0.8～1.0。

316 移植胰腺急性排斥时，胰腺彩超如何提示？

答：轻度急性排斥反应时彩超检查无特异性表现；重度排斥反应时胰腺体积增大、轮廓欠清晰，腺体回声减低，动脉阻力指数升高（阻力指数＞0.7），与移植胰腺炎难以区分。

317 为预防移植排斥反应，围手术期常用免疫诱导药物有哪些？

答：主要有甲泼尼龙、兔抗人胸腺细胞免疫球蛋白、巴利昔单抗、抗人T细胞兔免疫球蛋白、抗人T细胞猪免疫球蛋白、利妥昔单抗等。

318 急性排斥反应最常用的处理方法是什么？

答：皮质类固醇（甲泼尼龙）大剂量冲击治疗方案是治疗急性排斥反应首选和最常用的方法。

319 对于激素冲击治疗无效的难治性排斥反应该如何处理？

答：当急性排斥反应发生时，激素冲击治疗效果不佳，表明其对激素不敏感（曾被称为“难治性或耐激素性排斥反应”），一旦明确诊断应尽早给予抗胸腺细胞球蛋白、利妥昔单抗联合静脉注射丙种球蛋白，可使60%～85%的耐皮质类固醇的急性排斥反应逆转，增大他克莫司或环孢素等免疫抑制剂用量也有一定的疗效。对于急性体液性排斥反应，还可应用血浆置换、免疫吸附、静脉注射丙种球蛋白/抗B细胞或浆细胞单克隆抗体等治疗方法。

320 慢性排斥反应多发生于术后多久？

答：慢性排斥反应是指由免疫因素所介导的慢性进行性移植胰腺、移植肾脏功能减退，多发生在术后数月或数年内，也可发生在急性排斥后。进展缓慢，往往呈隐匿性，移植物功能逐渐减退或丧失。

321 移植胰腺慢性排斥反应的临床表现是什么？

答：移植胰腺慢性排斥反应的病理特点是出现慢性移植

物动脉血管病（CTA）及纤维增生使胰腺实质萎缩和纤维化。临床表现缺少特异性症状，可有发热、腹痛及移植物触痛，抽血指标的改变，如血、尿淀粉酶升高，胰岛素分泌功能逐渐减退，出现血糖缓慢升高，最后移植胰腺功能丧失，需要外源性胰岛素治疗。

322 慢性排斥反应该如何治疗？

答：慢性排斥反应的病变很难逆转，对治疗的反应差。对于损伤较轻的慢性排斥反应，可选用静脉注射丙种球蛋白联合利妥昔单抗治疗。移植胰腺功能丧失时，需要继续应用胰岛素；移植肾功能丧失时，恢复透析。

323 为什么胰肾联合移植术后并发症发生率比单纯肾移植的高？

答：首先，胰肾联合移植需要将供体胰腺、十二指肠和肾脏移植到患者体内，手术难度和复杂程度比单纯肾移植要大很多，术后容易出现血栓、出血、肠漏、腹腔感染等，术后的管理难度也增加了。其次，接受胰肾联合移植手术的病人患有糖尿病、尿毒症等基础疾病，本身的身体情况相对于肾移植的病人普遍要差一些，因此术后出现并发症的概率相对要高一些。

324 移植术后外科并发症主要包括哪些？

答：主要包括术后出血、移植胰腺炎、胰漏与胰瘘、移植胰腺血栓形成、移植肾血肿、尿瘘、肠梗阻、肠穿孔、肠瘘等。

325 胰腺移植血栓形成的风险有多高？

答：血栓形成是胰腺移植的严重并发症，发生率为10%～35%，是移植胰腺丢失的主要原因。

326 移植肾或移植胰腺失去功能后，是否需要手术切除？

答：如果失去功能的移植肾或移植胰腺没有炎症、出血或感染等表现，可不予切除。当移植肾实质破裂而不能修复或移植肾输尿管坏死时，需行移植肾切除术。当移植胰腺出现胰瘘、肠瘘而保持治疗未见好转时，需行移植胰腺切除术。

327 移植术后糖尿病会复发吗？

答：有可能。免疫抑制剂与激素可引起移植后新发糖尿病，若后期移植胰腺因排斥或血栓等原因失去功能，会导致糖尿病复发，需要恢复降糖治疗。

328 移植术后腹腔内出血的原因是什么？

答：主要原因为术中止血不彻底、抗凝治疗过量、移植胰腺炎和局部感染等。另外，咳嗽、排便等腹压增高也可引起术后腹腔内出血。

329 移植术后出血常见于什么部位?

答：可发生在移植胰腺或移植肾的任何部位，血管吻合口和肠道吻合处出血最常见，凝血功能欠佳时会广泛渗血。

330 如何预防移植术后出血?

答：术前充分评估，调控血糖，改善凝血功能，包括改善贫血、升血小板等。

术中精心操作、仔细止血。

术后严密监测凝血指标，及时调整抗凝用药方案，加强抗感染治疗；术后使用腹带，避免剧烈咳嗽、用力排便。

331 移植术后出血的临床表现是什么?

答：如果为少量出血，没有什么症状。

如果为大量出血，表现为腹部或移植肾区血肿隆起，血压下降，面色苍白，心率加快；严重的会导致休克，血红蛋白短期内下降明显，可以通过腹部超声、CT检查或腹部穿刺明确诊断。

332 移植十二指肠排斥反应的临床表现是什么?

答：移植十二指肠排斥反应通常与移植胰腺一致，早期排斥反应特点为固有层淋巴细胞浸润加重，伴有显著的上皮层坏死，可累及黏膜下层和平滑肌、固有肌层。中、重度排斥反应可见血管内膜炎和血管炎。重度排斥反应出现绒毛彻底消失，上皮层广泛消失。临床表现可有发热、腹痛、移植物触痛、血便或黑便，抽血指标的改变，如贫血、血/尿淀粉酶升高等。治疗上需要禁食、输注滤白红细胞纠正贫血、输注新鲜冰冻血浆补充凝血因子等对症支持治疗，必要时用大剂量皮质类固醇冲击疗法抗排斥治疗。

333 移植物术后出血时该如何处理?

答：应立即予以监测生命体征、输液、调整或停用抗凝剂，及时输血、控制高血压。

为防止发生血栓形成，一般不主张使用止血药，但凝血功能异常时，可适量输注冷沉淀、凝血酶原复合物、血小板或新鲜血浆等，及时纠正凝血功能紊乱。

如出血量大或经输血等保守治疗无效，应急诊手术探查，及时处理。

334 移植术后消化道出血多见于什么部位？有什么临床表现?

答：消化道出血多见于肠道吻合口处。上消化道出血表现为呕血，下消化道出血表现为血便。消化道出血通常伴有血红蛋白进行性下降，或出现乏力、腹胀、腹痛、大便次数增多等表现。

黑便提示上消化道出血，如食管、胃及十二指肠等部位出血。鲜红色血便提示下消化道出血，如小肠、结肠、直肠、肠道吻合口等部位出血。但如果出血凶猛，上消化道出血也会表现为鲜红色血便。

335 移植术后消化道出血该如何治疗？

答：首先停用抗凝药物，并以药物止血、输血、改善凝血等保守治疗。经保守治疗后仍有活动性出血，可行内镜下套扎及钛夹止血治疗。

336 移植术后发生移植胰腺炎的原因是什么？发生率是多少？

答：移植胰腺炎与手术损伤、缺血再灌注损伤、肠液或尿液反流、术后应激反应、排斥反应、感染、肠漏、进食不当等多种因素有关，多为水肿性，但也可发展为出血、坏死以至移植胰腺功能丧失。术后移植胰腺炎的发生率可达35%。

337 移植术后移植胰腺炎的临床表现是什么？

答：临床表现为发热、腹痛、腹胀、手术部位腹部压痛及反跳痛，血、尿和引流液淀粉酶升高，血及引流液脂肪酶升高。如果血淀粉酶突然从高水平下降，提示移植胰腺广泛出血、坏死。超声、CT或MRI显示移植胰腺肿大、胰周或腹腔积液，可协助诊断。

338 移植胰腺炎该如何治疗？

答：①禁食、胃肠减压（留置胃管），减少消化液分泌，使胰腺得到休息。

②营养支持治疗，早期可采用全胃肠外营养，逐渐过渡到正常饮食，但需要限制高脂饮食。

③维持水电解质与酸碱平衡，纠正低蛋白血症。

④抑制胰腺外分泌，可选用如生长抑素或奥曲肽，并可联合应用蛋白酶抑制剂，如抑肽酶、加贝酯。

⑤如果存在感染，需积极抗感染治疗。

⑥如保守治疗无效或怀疑出血坏死性胰腺炎时，应及早手术，清除移植胰腺及周围坏死组织，必要时部分或全移植胰腺切除，充分引流。

339 什么是胰瘘？

答：胰腺管破裂后，胰液由非生理途径外流者称为胰瘘。它是急、慢性胰腺炎和腹部外科手术后特别是胰腺手术和外伤后严重的并发症之一。胰瘘分为胰外瘘和胰内瘘。向体外流出者称为胰外瘘，向消化道流入者称为胰内瘘。

340 什么因素会导致胰瘘？

答：供胰体外修整时胰腺实质的损伤、胰腺炎、排斥反应、血供障碍导致的胰腺组织或十二指肠残端坏死、移植胰腺周围感染、输出道狭窄或梗阻，均可引起胰瘘，局限后形成假性胰腺囊肿或胰瘘。

341 移植术后胰瘘的治疗方法有哪些？

答：胰瘘发生后，受者应禁食，胃肠减压，给予静脉内营养及胰液分泌抑制剂，并及时引流移植胰腺周围积液、积极控制局部感染。如果保守治疗无效，须行移植胰腺切除术。

342 移植术后肠瘘的临床表现有哪些？

答：肠瘘是指肠壁、吻合口穿孔破裂致肠液流入腹腔，可伴有腹痛、发热和腹膜炎。术后肠瘘的发生率为2%~10%，其临床症状主要表现为腹痛、恶心、呕吐、发热、心动过速、白细胞计数升高、腹膜炎和脓毒血症等。

343 移植术后肠瘘的治疗方法包括什么？

答：肠瘘一般需要剖腹探查，早期肠瘘常见于吻合口漏，可以修补或者重新吻合，如果合并腹膜炎、脓毒血症或者移植胰腺坏死则需要切除移植胰腺。

344 移植术后移植胰腺切除的主要原因是什么？

答：移植胰腺血栓形成是术后移植胰腺切除的主要原因。

345 为什么移植术后移植胰腺容易形成血栓？

答：术后移植胰腺形成血栓主要有以下几个方面原因。

①糖尿病患者处于高凝状态。

②胰腺是血供低压力区，加上脾切除后，脾动脉血流量减少约10%，其残端结扎后，血流易于淤滞。

③胰腺缺血和再灌注损伤激活凝血系统并消耗抗凝血酶Ⅲ。

④手术损伤加重胰组织水肿，进一步减少胰血流量。

故较其他实体器官更容易发生血栓事件。

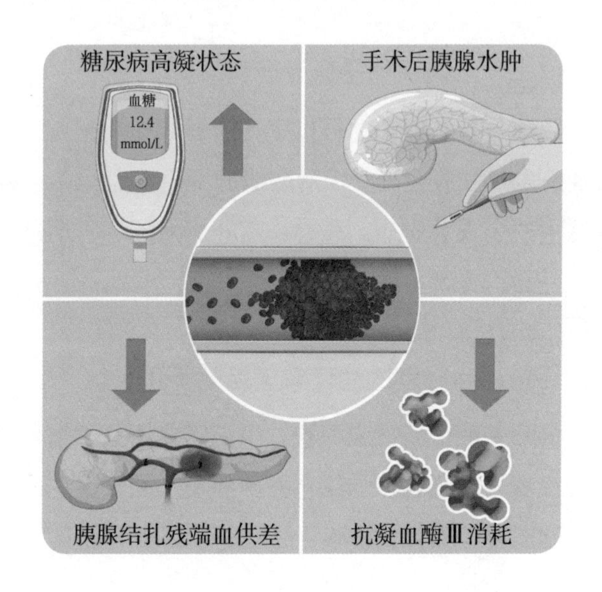

346 移植术后移植胰腺血栓的临床表现是什么？

答：移植胰腺区疼痛，触诊移植胰腺张力升高，有恶心呕吐等胃肠道反应，可出现发热、心动过速、腹膜炎和脓毒血症。实验室检查血糖升高，血、尿淀粉酶及脂肪酶降低；移植胰腺彩超可见血栓形成，移植胰腺CT血管成像可见血栓形成。

347 移植术后血栓治疗方法有哪些？

答：①低分子肝素抗凝治疗。

②口服阿司匹林、氯吡格雷、利伐沙班或阿加曲班。

③一旦动脉血栓形成，保守治疗难以奏效，如果血栓尚未

完全堵塞血管，急诊行取栓术，可使部分受者恢复移植胰腺功能。如果血管完全栓塞，移植胰腺会很快缺血坏死，应该尽快切除移植胰腺，如有新的供胰，应争取在切除移植胰腺时再次移植胰腺。门静脉血栓部分堵塞时，可加强抗凝治疗，同时去除诱发因素，大多数情况下移植胰腺血流可以恢复至正常。

348 移植术后抗血栓药物包括哪些？

答：抗凝药物包括低分子肝素和阿加曲班。

抗血小板聚集药物包括阿司匹林和氯吡格雷。

预防静脉血栓形成药物包括利伐沙班。

349 如何预防下肢静脉血栓？

答：下肢静脉血栓发生的原因主要为血液黏稠度增加、血管内膜损伤、血流淤滞。可以通过药物、运动、饮食控制，降低血液黏稠度，减少下肢静脉血栓形成。具体有以下3种方式预防下肢静脉血栓：

①改善生活方式，戒烟，控制血糖、血脂。

②术后卧床期间进行踝泵运动、空气压力波治疗等促进下肢静脉血液回流，术后早期下床活动。

③遵医嘱抗凝治疗。

350 下肢静脉血栓有哪些临床症状？

答：下肢静脉血栓主要表现为下肢突然肿胀、疼痛、颜色发红或苍白，局部压痛或行走时疼痛。

下肢深静脉血栓如不及时治疗，血栓脱落后可引起肺栓塞，危及生命。后期治疗不当，形成血栓后综合征，可引起下肢长期肿胀，甚至皮肤破溃久不愈合。

351 移植术后需要监测凝血功能吗？

答：需要。因为术后需要抗凝治疗防止血栓形成，为防止出血，须根据凝血功能调整抗凝方案。

352 为什么移植术后会出现肠梗阻？

答：胰肾联合移植术后肠梗阻主要有麻痹性肠梗阻、术后早期炎性肠梗阻及机械性肠梗阻3种类型，与术后麻醉苏醒过晚、缺乏运动、肠道排气异常、机械损伤、外伤、感染等因素有关。为了预防手术后肠梗阻，一般腹部手术要求患者在术后早期开始运动，促进肠道蠕动和肛门排气。

353 肠梗阻的临床表现有哪些？

答：由于肠梗阻的原因、部位、病变程度、发病缓急的不同，可有不同的临床表现，但有一些是共同症状。肠梗阻的主要症状包括：腹部阵发性绞痛、食欲减退、便秘、呕吐、无法排便或排气、腹胀等。肠梗阻延误治疗有并发肠穿孔与腹膜炎的可能。

354 肠梗阻如何治疗？

答：肠梗阻的治疗目标为矫正因肠梗阻所致的全身生理状

况紊乱（如水、电解质、酸碱平衡紊乱等）及解除梗阻。治疗方法可大体分为手术治疗与非手术治疗两种，医生会根据患者肠梗阻的原因、性质、部位，以及全身情况和病情严重程度决定具体治疗方案。术后肠梗阻常见治疗方法包括通便、禁食、胃肠减压等。

355 移植术后为什么容易出现代谢性酸中毒？

答：代谢性酸中毒是胰腺移植膀胱引流术式最常见的并发症，发生率大于60%。胰液呈碱性，胰管细胞和十二指肠分泌的HCO_3^-、Na^+、Cl^-和水不断从肠道丢失，可引起代谢性酸中毒、脱水和电解质紊乱等。现国内外移植中心多采用移植胰腺肠道引流术式，大大降低了代谢性酸中毒的发生。

356 移植术后出现代谢性酸中毒的临床表现是什么？如何处理？

答：轻者可无自觉症状，重者呼吸增快、颜面潮红等，术后动脉血气分析监测是主要诊断方法。代谢紊乱虽然常见，但随着时间的延长，受者的代偿能力增强，代谢紊乱可逐渐缓解，一般不会导致移植胰腺功能丧失，对受者和移植物存活无显著影响。术后早期一般应静脉注射碳酸氢钠，对无症状的轻度代谢性酸中毒可口服碳酸氢钠片。

357 为什么移植术后手术切口容易感染？

答：术后切口感染发生率为2%～47%。受者术前存在肾衰竭、低蛋白血症、贫血、营养不良、糖尿病、高龄、肥胖等因素时，容易引起手术切口感染。术后服用免疫抑制剂也容易导致手术切口感染。

358 移植术后切口感染有什么表现?

答：浅部感染表现为局部红、肿、疼痛。深部感染早期不易发现，可引起败血症和全身性感染。术后2周左右出现无明确诱因的发热、畏寒，切口有渗出，伴或不伴术区胀痛，都要考虑切口感染的可能性。切口皮肤有红肿、压痛和波动感，甚至可出现部分或全层切口裂开，引起切口疝。

359 有什么方法能预防移植术后切口感染吗?

答：①术前充分透析，减肥，纠正低蛋白血症、贫血和凝血功能紊乱。

②积极预防和治疗供者感染。

③术中精细手术，彻底止血，严密缝合切口各层。

④术后充分有效封闭式引流。

360 移植术后切口感染的处理原则是什么?

答：切口感染的处理原则为早期诊断、有效引流、合理使用包括抗生素在内的各种药物。

对于浅部感染，应加强切口换药，创面较大时可使用负压创面疗法，同时应用抗生素。

对于深部感染，在深部脓肿形成时，应尽早切开引流，局部用3%过氧化氢、生理盐水反复清洗，保证低位充分引流，可留置双腔套管负压吸引。

361 移植术后切口裂开的原因是什么？

答：①受者存在贫血、低蛋白血症、糖尿病、体重指数（BMI）> 30 kg/m^{2}等情况。

②免疫抑制剂的使用，特别是糖皮质激素和西罗莫司。

③尿毒症患者切口容易渗血和渗液，导致切口积液。

④供肾体积偏大，术后出现腹胀、腹腔积液、咳嗽、呃逆等增加切口张力的因素。

362 移植术后切口裂开的临床表现是什么？

答：临床表现为皮肤和皮下脂肪裂开，严重者为腹直肌前鞘裂开，移植胰腺、移植肾脏或肠道等腹腔内容物外露。

363 有什么方法能预防移植术后切口裂开吗？

答：①改善全身状况，纠正低蛋白血症、贫血和凝血功能紊乱。

②细致手术操作，分层严密缝合。

③避免和治疗引起腹压增加的诸多因素，咳嗽、排便时需按压伤口，术后佩戴腹带。

364 移植术后切口裂开的处理原则是什么？

答：切口裂开的处理原则为有效引流、相对封闭切口、尽早缝合。主要措施包括：

①加强围手术期治疗，将血糖、白蛋白等调整到接近正常水平。

②无感染伤口可一期缝合；感染伤口需加强切口清创换药，依据药敏试验选用抗生素，创面新鲜后二期缝合。

③如明确为泛耐药肺炎克雷伯菌、侵袭性真菌感染，必要时需切除移植物。

365 移植术后切口渗血有什么危害?

答：胰肾联合移植术后切口渗血的情况大多数发生在术后3天内，近90%发生在术后1天内。切口渗血或出血可导致切口感染，需要及时换药，若存在持续性渗血，须加压包扎伤口压迫止血或缝合止血。

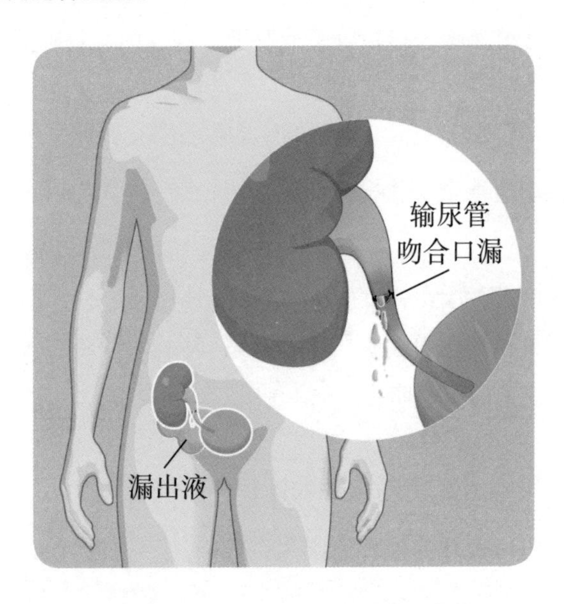

366 什么是尿瘘？

答：尿液从肾盂肾盏、输尿管壁、输尿管膀胱吻合口、膀胱壁处漏出称为尿瘘。胰肾联合移植术后有发生尿瘘的可能。

367 移植术后尿瘘的原因是什么？

答：①输尿管膀胱吻合口缝合不当。

②缺血性输尿管坏死。

③术后早期膀胱过度扩张。

④移植肾实质缺血性坏死。

⑤输尿管壁薄弱部位缺血坏死、出血。

368 尿瘘的临床表现是什么？

答：尿瘘常见的临床表现为伤口引流量增加，伴或不伴尿量减少。如尿瘘引流不畅，可出现发热、血肌酐升高。收集切口引流液或穿刺抽吸积液，根据尿液和引流液的肌酐结果可判断是否存在尿瘘。肾功能正常时也可行CT尿路造影明确尿瘘部位。

369 移植术后出现尿瘘该如何处理？

答：出现尿瘘后应保证肾盂低压，保持引流通畅，预防感染，修复瘘口。处理方法包括：

①保守治疗。术后早期尿瘘，只要保持引流通畅，充分引流，数日至数周后多能自行愈合。

②经过充分引流和减压后仍有尿瘘，常需要手术治疗。

370 移植肾彩超提示集合系统分离是什么意思?

答：提示出现肾脏积水，存在尿路梗阻的可能。

371 移植术后尿路梗阻的临床表现是什么？该如何治疗?

答：早期尿路梗阻可表现为进行性少尿或突然无尿，血肌酐升高，移植肾区胀痛，合并感染可有发热。晚期尿路梗阻多表现为血肌酐缓慢上升，新近出现血压升高、下肢水肿或反复尿路感染。

处理原则：早期梗阻需去除梗阻原因，一般需行输尿管膀胱再吻合术；晚期梗阻多由吻合口狭窄所致，需行输尿管镜下输尿管口扩张术并植入输尿管支架管。

372 移植术后有发生尿路结石的可能吗?

答：有可能。肾移植术后尿路结石的发生率为0.4%~4.4%。当彩超提示存在移植肾结晶时，多饮水、避免高钙高草酸饮食。高草酸血症患者术后更容易发生尿路结石。

373 移植术后移植肾新发结石的原因是什么?

答：移植术后代谢和尿流动力学因素的独特组合是结石形成的主要原因，病理生理学机制包括持续性甲状旁腺功能亢进、高钙血症、高尿酸血症。其中草酸钙结石约占47%，鹿角形结石与持续尿路感染相关。手术因素（输尿管梗阻和下尿路梗阻等）、受者原发性高草酸尿症、长期留置输尿管支架管、饮食结构不均衡等均可继发结石。

374 移植术后怎样预防和治疗移植肾新发结石？

答：预防原则包括以下几个方面。

①积极治疗尿路感染和尿路梗阻。

②术后定期检测血尿酸（SUA）、钙离子、骨密度、甲状旁腺激素等，控制高钠、高蛋白、高嘌呤、高草酸饮食，预防和治疗骨质疏松，必要时药物或手术治疗甲状旁腺功能亢进。因原发性1型高草酸尿症引起的肾衰竭建议行肝肾联合移植。

③移植肾彩超提示结晶时，口服碳酸氢钠片，增加饮水量。

移植肾新发结石治疗原则：

①结石直径≤6 mm时，可观察保守治疗。

②6 mm＜结石直径＜2 cm时，可采用体外冲击波碎石。

③结石直径≥2 cm时，可采用移植肾经皮肾镜碎石取石术或输尿管软镜钬激光碎石。

375 什么是淋巴漏？

答：人体中广布淋巴管网和淋巴器官，最细的淋巴管叫做毛细淋巴管，毛细淋巴管集合成淋巴管网，再汇合成淋巴管。淋巴循环的一个重要特点是单向流动而不形成真正的循环。组织液渗透进入淋巴管，即成为淋巴液。淋巴液的每天生成量约2～4 L。由于手术或者是疾病本身，淋巴循环的途径遭到破坏，造成淋巴液压力大于组织内压力，淋巴液流出而形成了淋巴漏。常见原因是手术损伤淋巴管。

376 移植术后引流出大量的淡黄色液体，培养无细菌，是淋巴漏吗?

答：淋巴漏一般发生在术后1周至数周内。表现为术后从伤口引流管内引出大量透明的淡黄色液体，移植胰周出现进行性增大的囊性包块。引流液或穿刺液蛋白含量高，乳糜试验阳性，而引流液肌酐水平明显低于尿液。

377 移植术后淋巴漏该如何处理?

答：只要引流通畅，随着创面的愈合淋巴漏会自行消失。建议连续2天引流量≤50 mL/d时拔除引流管。对有症状的囊肿或体积≥140 mL的囊肿，可先行超声引导下经皮抽吸引流，待连续2天引流量≤50 mL/d时可以拔除引流管。对有症状的囊肿，可行经皮穿刺引流。在反复穿刺无效的情况下，可从腹膜上“开窗”进行内引流。

378 移植肾动脉狭窄的原因有哪些?

答：移植肾动脉狭窄是移植肾动脉术后所引发的血管并发症。原因有很多，可能与捐献者血管条件、手术操作及受者自身血管情况有关，如糖尿病致血管狭窄、血管硬化、高脂血症、血管内膜损伤等。

379 移植肾动脉狭窄多发生于术后什么时候?

答：移植肾动脉狭窄是肾移植术后最常见的血管并发症，常见于术后3个月至2年，最常见于3～6个月。

380 移植肾动脉狭窄的临床表现是什么?

答：①难治性高血压（控制不佳或新出现的高血压病）。

②肾功能损伤（亚急性或慢性血肌酐升高30%以上）。

③少尿、水钠潴留、水肿。

④移植肾区新出现的血管杂音等。

381 诊断移植肾动脉狭窄的检查主要包括哪些?

答：①血肌酐：进行性升高。

②彩超：诊断的首选检查，移植肾动脉收缩期峰值血流速度增高。

③肾动脉造影：数字减影血管造影可以明确狭窄的部位及狭窄程度，是诊断的金标准，但血管造影剂具有一定的肾毒性。

382 移植肾动脉狭窄该如何治疗?

答：肾动脉狭窄尚未引起肾血流动力学及肾功能改变时，可加强降压治疗。大多数情况下，经股动脉入路行单纯球囊导管扩张术或血管内支架置入术可改善。如果介入治疗不成功，可手术纠正，切除狭窄段，重新吻合。

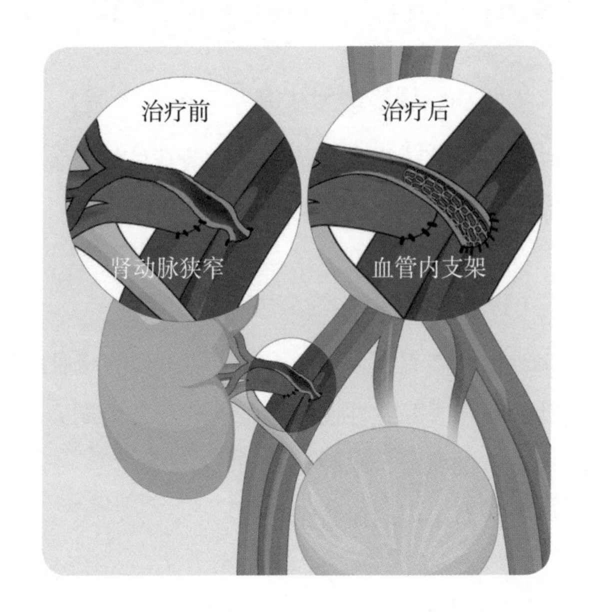

383 移植肾动脉狭窄支架植入术后需要服用抗凝药物吗？

答：需要服用阿司匹林或氯吡格雷抗血小板聚集治疗，若出现凝血功能异常、皮肤瘀斑、出血，及时调整用药方案，甚至停用。

384 在家出现胃痛、反酸、烧心时该如何处理？

答：可口服奥美拉唑胶囊或泮托拉唑钠肠溶片抑制胃酸分泌，服用硫糖铝及铝碳酸镁片保护胃黏膜，服用多潘立酮增强胃蠕动。以上3种类型药物可联合使用，如症状未缓解，请及时就医。

385 移植术后出现腹胀、呕吐、食欲差该如何处理？

答：排除肠梗阻后，应用莫沙必利、西沙必利或多潘立酮促进胃肠动力，减轻呕吐、食欲差症状。清淡易消化饮食。口服乳果糖促进大便排出，或应用开塞露纳肛促进大便排出、减轻腹胀症状。若未缓解或发作频繁，需及时就医。

386 移植术后出现便秘该如何处理？

答：多吃促进肠蠕动的食物，例如香蕉、火龙果、青菜等，口服乳果糖或麻仁胶囊软化大便，应用开塞露纳肛促进大便排出。若长期或严重便秘，需及时就医。

387 腹泻的定义是什么？

答：当排便次数一天超过3次，粪质稀薄、含水量超过85%，或每日排便超过200g，伴有或不伴有黏液或黏液脓血样便，临床诊断为腹泻。腹泻常伴有排便急迫感、肛门不适、失禁等症状。

388 移植术后腹泻常见病因有哪些？

答：①感染性腹泻包括细菌性腹泻、真菌性腹泻、病毒性腹泻（巨细胞病毒、轮状病毒）等各种微生物感染导致的腹泻；常伴有腹痛、恶心、呕吐及发热，小肠感染常为水样泻，大肠感染常含血性便。

②非感染性腹泻包括免疫抑制药物相关性腹泻和抗生素相

关性腹泻。抗排斥药物浓度过高会引起腹泻。

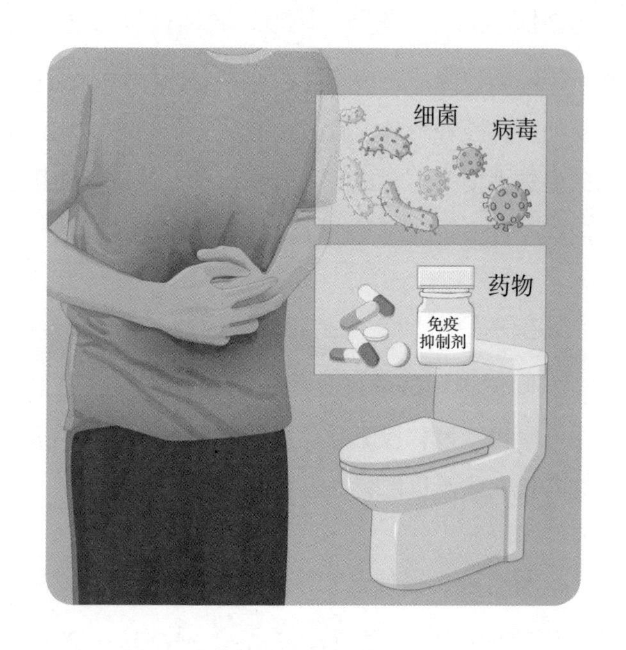

389 急性腹泻与慢性腹泻有何区别?

答：临床上将腹泻分为急性腹泻和慢性腹泻。急性腹泻的特点是发病比较急，病程在2～3周。慢性腹泻的发病时间比较长，一般病程在3周以上。

390 长期应用抗生素会导致腹泻吗?

答：抗生素引起的肠道菌群失调是导致腹泻的常见原因之一。抗生素引起腹泻时可考虑更换抗生素，对于疑似肠道菌群失调的患者，应及时补充微生态制剂，如双歧杆菌三联活菌胶囊、复方嗜酸乳杆菌片。

391 如何治疗腹泻？

答：移植术后腹泻可引起血药浓度升高、电解质紊乱、酸碱失衡，同样会引起排斥反应的发生。

腹泻的治疗包括对症治疗和对因治疗。对症治疗包括饮食调整，轻、中型腹泻予清淡流质或半流质饮食，重型伴呕吐者可暂禁食、口服补液盐或静脉补液纠正水电解质紊乱。所有患者均给予肠黏膜保护剂蒙脱石散。对因治疗是对于功能性腹泻引起严重水样便者给予的止泻治疗。根据大便涂片选用活菌制剂改善肠道微环境，必要时选用抗生素治疗。

392 什么情况下的腹泻需要及时就医？

答：①腹泻剧烈，大便次数多或腹泻量大。反复的腹泻，持续时间长或伴有剧烈腹痛的腹泻。

②不能正常饮食。

③频繁呕吐、无法口服给药。

④高热（39 ℃以上）。

⑤脱水体征明显，体重减轻，有明显口渴、眼凹、烦躁、容易被惹怒、精神萎靡的情况。

⑥大便带血。

393 腹泻时抗排斥药物需要调整吗？

答：视具体情况而定，自己切勿调整用药。如经治疗后腹泻缓解，不用调整抗排斥药物。如果治疗后仍反复有腹泻症状，需要调整抗排斥药物，如他克莫司浓度高的，减量他克莫司用量。服用吗替麦考酚酯并有长期腹泻者，改用麦考酚钠肠溶片或咪唑立宾片等，同时严密监测可能发生的排斥反应。

394 什么是巨细胞病毒？

答：巨细胞病毒（CMV）是一种疱疹病毒组DNA病毒。CMV在人群中感染非常广泛，中国成人感染率在95%以上，通常呈隐性感染，多数感染者无临床症状，但在一定条件下侵袭多个器官和系统可产生严重疾病。病毒可侵入肺、肝、肾、唾液腺等器官并长期存在。

395 常用抗巨细胞病毒的药物有哪些？

答：有更昔洛韦、伐昔洛韦、缬更昔洛韦。主要剂型分为静脉注射和口服两种，可根据患者病情和身体状态进行选择。

396 移植术后什么时候开始预防CMV？疗程多久？

答：早期预防可有效降低CMV感染的发生及间接影响带来的危害，提高移植物远期存活率。目前认为对于所有或有风险比如二次移植、曾经用过大剂量免疫诱导或免疫抑制剂、接受CMV阳性供体、血清CMV复制的移植受者应常规给予抗CMV病毒治疗。

术后血肌酐下降至稳定后可采用更昔洛韦（口服或静脉注射）或缬更昔洛韦（口服），移植术后受者还可以选用伐昔洛韦。通常治疗疗程为3～6个月。

397 预防CMV感染的口服药物剂量是多少？

答：目前口服的药物主要有缬更昔洛韦和更昔洛韦等，缬更昔洛韦片每天需服用450～900 mg（1粒或两粒），更昔洛韦胶囊每天服用1 500 mg，分3次服用。

398 更昔洛韦的主要副作用是什么？

答：主要副作用是骨髓抑制，导致白细胞减少、贫血、血小板减少等。

399 更昔洛韦使用后白细胞减少怎么办？

答：根据具体情况可减量或停用更昔洛韦，并予以升白细胞治疗。

400 BK病毒是什么？传播方式及危害有哪些？

答：BK病毒（BKV）是乳头状多瘤空泡病毒科、多瘤病毒家族的一种亚型，原发感染多在10岁之前，传播机制仍不清楚，可能经由呼吸道或口腔传播，健康成人感染率高达82%。器官移植术后患者易感，感染BKV后可引起肾小管萎缩和间质纤维化，容易导致移植肾功能不全甚至失功。

401 血液和尿液中的BKV-DNA正常值是多少？什么是BKV血症及BKV尿症？

答：血液BKV-DNA正常范围 $<2.0\times10^{3}$ copies/mL，大于

该值时诊断BKV血症。

尿液BKV-DNA正常范围 $< 2.0 \times 10^3$ copies/mL，大于该值时诊断BKV尿症。

402 感染BKV后的临床表现是什么?

答：10%～68%的移植受者在BKV活化、复制时通常没有临床症状。BKV性肾病的临床症状也不典型。血肌酐可为正常水平或升高。有些患者会出现膀胱炎、尿路梗阻、淋巴管瘤、肾盂积水、尿道感染，这些虽然不是BKV性肾病的特征性表现，但可能提示了病毒复制、局部损害、炎症及病毒血症。

403 血液和尿液中BKV载量越高越容易发展为BKV性肾病吗?

答：BKV性肾病与血液、尿液中BKV载量有密切关系，载量越高，发生BKV性肾病的风险越大；当尿液BKV载量 $> 1.0 \times 10^7$ copies/mL且血液BKV载量 $> 1.0 \times 10^4$ copies/mL时，病变发展成为BKV性肾病的风险极高。

404 移植术后多久查一次血液和尿液BKV载量? BKV感染时，应该多久复查一次?

答：一般情况下，移植术后2年内每3个月检测1次血液和尿液BKV载量，之后每年1次。

在BKV感染期间检测血肌酐水平每1～2周1次，BKV载量每2～4周1次。

405 如何治疗BKV感染?

答：目前治疗BKV感染的主要原则为降低免疫抑制剂的剂量，主要有以下几种方式。

①降低免疫抑制剂血药谷浓度和剂量，血药谷浓度他克莫司 < 6 ng/mL、环孢素 < 150 ng/mL、西罗莫司 < 6 ng/mL，吗替麦考酚酯剂量≤1 000 mg/d。

②将他克莫司调整为低剂量环孢素或西罗莫司，或将吗替麦考酚酯调整为来氟米特。在已经充分降低免疫抑制剂剂量的情况下，血液BKV-DNA载量仍持续升高，应考虑加用抗病毒药物。

406 目前有治疗BKV感染的特效药吗?

答：没有。目前常用的抗BKV药物包括来氟米特、西多福韦、静脉注射用丙种球蛋白和氟喹诺酮类抗生素等，但临床疗效需长期评估。最主要的治疗手段是调整免疫抑制强度。

407 BKV感染时可以使用丙种球蛋白吗?

答：可以。丙种球蛋白能增强机体的被动免疫力，同时会调节机体自身的主动免疫，理论上可以增强机体抗感染能力，有助于改善疾病的活动状态。

408 血液和尿液中人巨细胞病毒的正常值是多少?

答：血液中人巨细胞病毒（HCMV）DNA正常范围

$<1.0\times10^3$copies/mL；尿液中HCMV病毒DNA正常范围$<1.0\times10^3$copies/mL。

409 血液和尿液中HCMV阳性时该如何治疗?

答：血液和尿液中HCMV阳性时，表明存在早期CMV复制，需要实施抗病毒治疗，常用药物如更昔洛韦，其目的是防止无症状CMV感染向CMV病进展。

410 什么是JC病毒？其通过什么途径传播?

答：JC病毒是一种人群普遍易感的多瘤病毒。JC病毒广泛存在于自然界中，可经呼吸道、消化道和血液等途径传播，人类是天然宿主。

411 移植术后感染JC病毒有什么危害?

答：JC病毒与BK病毒同属人多瘤病毒分支，已证实与移植术后多瘤病毒相关性肾病、出血性膀胱炎相关。

412 JC病毒能引起移植术后多瘤病毒相关性肾病吗?

答：术后无症状JC病毒尿症发生率为16%～27%。多瘤病毒相关性肾病大多由BK病毒感染引起，JC病毒是移植术后肾功能异常的罕见原因。通常认为JC病毒的重激活与总体免疫抑制的程度，尤其是细胞免疫抑制的程度相关，可能是因为免疫抑制剂剂量过大，导致血药浓度过高、免疫抑制过强所致。

413 如何诊断及治疗JC病毒感染？

答：活组织检查（活检）是确诊JC病毒相关性肾病的金标准。目前尚无针对JC病毒的抗病毒药物，唯一的选择是减少免疫抑制剂剂量。

414 什么是B19病毒？移植术后容易感染B19病毒吗？

答：B19病毒是一种无包膜单链小DNA病毒，与人类多种疾病相关，免疫力正常的人感染B19病毒一般不会表现临床症状，为自限性疾病。

器官移植受者在术后感染B19病毒的临床表现较多但不典型，主要表现为贫血，其次表现为发热、关节痛和皮疹症状。移植术后B19病毒感染率为1%～12%。感染多集中于移植后早期，可能与术中应用免疫诱导治疗、术后早期免疫抑制强度较大等因素有关。

415 为什么感染B19病毒后会出现贫血？

答：B19病毒主要感染移植术后受者骨髓中的红系祖细胞，并在其中复制增殖，最终导致红系祖细胞破坏，引起纯红细胞再生障碍性贫血，表现为促红细胞生成素抵抗的中重度贫血。

416 怎样诊断B19病毒感染？

答：器官移植术后，出现促红细胞生成素抵抗的中重度贫血，排除外科出血、骨髓抑制、血液系统疾病等可能原因，疑似B19病毒感染者，行血清学（IgM、IgG）检测、病毒脱氧核糖核酸（DNA）检测、骨髓细胞学检测和宏基因组高通量测序技术明确诊断。宏基因组高通量测序技术具有高敏感性、病原全覆盖及快速同步分析等优点，但检测成本较高。

417 如何治疗B19病毒感染?

答：对于免疫正常人群，B19病毒感染病程呈自限性，多无需治疗；而对于免疫抑制受者，因自身不能产生足够抗体以中和病毒，需临床干预。目前尚无特异性抗B19病毒药物，治疗方法主要包括静脉应用丙种球蛋白、转换免疫抑制剂、严重贫血者输血等。

418 血白细胞减少症是指白细胞低于多少?

答：血白细胞正常的数值为$3.5\times10^9\sim9.5\times10^9$/L。当血白细胞计数持续$<3.5\times10^9$/L时，称为白细胞减少症。

419 血白细胞降低会带来哪些危害?

答：移植术后本身处于低免疫状态，白细胞低时容易造成自身的防御能力下降，感染概率增加。感染后可导致血流感染甚至出现感染性休克等严重并发症，严重时有死亡的可能。

420 升高白细胞的药物有哪些?

答：皮下注射的有重组人粒细胞刺激因子，口服的有地榆升白片、维生素B_4、利可君、鲨肝醇、白血生、磷酸腺嘌呤等。

421 血小板低于多少可称为血小板减少？

答：血小板的正常值为$125 \times 10^9 \sim 350 \times 10^9$/L。

当血小板计数$< 100 \times 10^9$/L时，称为血小板减少。

当血小板计数$< 50 \times 10^9$/L时，存在皮肤、黏膜出血的危险性，需要处理。

422 血小板低时有什么危害？

答：血小板减少时，由于血凝过程延缓、纤维蛋白溶解增强和血管通透性异常，容易引起出血不止，严重时可出现皮下、黏膜、内脏器官或其他组织的出血。通常情况下：

血小板计数$< 50 \times 10^9$/L时，即存在皮肤、黏膜出血的危险性。

血小板计数$< 20 \times 10^9$/L时，有自发性出血的高度危险性。

血小板计数$< 10 \times 10^9$/L时，则有极高度危险性。

423 升高血小板的药物有哪些？

答：皮下注射的有重组人血小板生成素注射液、注射用重组人白细胞介素-11，口服的有升血小板胶囊、益血生胶囊、海曲泊帕乙醇胺等。

424 什么是高尿酸血症？

答：高尿酸血症（HUA）是指尿酸生成过多或排泄减少导致血尿酸（SUA）浓度升高。如非同日2次空腹血尿酸水平男性高于420 μmol/L，女性高于360 μmol/L，即称为高尿酸血症。随着我国人民生活水平的提高和生活方式的改变，HUA的发病率逐年上升。在普通人群中HUA的发生率为10%~15%，肾移植受者中HUA的发生率较普通人群明显升高，占受者的40%~60%。

425 高尿酸血症有什么危害?

答：高尿酸血症不仅会导致痛风及移植肾尿酸结石，甚至影响移植肾功能，而且增加心血管疾病的发病风险，是影响移植肾长期存活的重要危险因素。

426 移植术后高尿酸血症如何治疗?

答：干预治疗切点为SUA男性＞420 μmol/L，女性＞360 μmol/L。

控制目标：对于HUA合并心血管危险因素和心血管疾病者，应同时进行生活指导及药物降尿酸治疗，使SUA长期控制在360 μmol/L以下；对于有痛风发作的患者，则需将SUA长期控制在300 μmol/L以下，以防止反复发作；应用药物治疗不应长期控制SUA在180 μmol/L以下。

427 常用降尿酸的药物有哪些?

答：抑制尿酸合成的药物有别嘌醇、非布司他、托匹司他。

促进尿酸排泄的药物有苯溴马隆、丙磺舒。

428 高尿酸血症患者平时有哪些注意事项?

答：①避免高嘌呤饮食，严格戒饮各种酒类，尤其是啤酒和黄酒。

②肥胖者，采用低热量、平衡膳食，增加运动量，以达到理想体重。

③保证充分饮水，以保持每日尿量达到2 000 mL。

④积极控制与HUA相关的危险因素。

⑤避免使用升高SUA的药物。

429 什么是痛风？

答：痛风是由持续性高尿酸血症引起关节析出尿酸盐结晶导致继发性关节炎。移植肾功能低下引起尿酸排泄困难，从而产生HUA，重者引起痛风发作。有痛风发作的肾移植受者的目标SUA值为300 μmol/L以下。

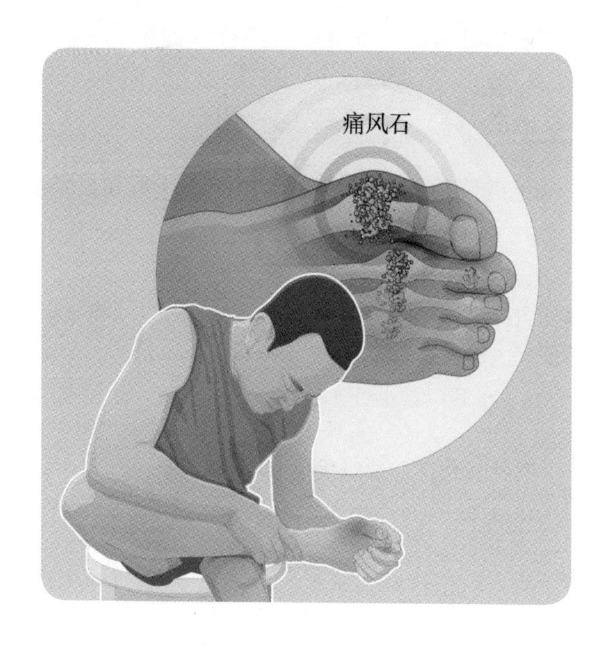

430 痛风急性发作该如何治疗？

答：①痛风发作时患者应尽量保持休息状态，禁止饮酒，冷却患部。痛风急性发作期不主张加用降尿酸药，以防止血尿酸快速下降，导致疼痛加重；若已经开始服用降尿酸药，原则上无需中止服用，可配合秋水仙碱、吲哚美辛、双氯芬酸、依托考昔、糖皮质激素等药物进行治疗。

②服用少量阿司匹林可轻微提高SUA，剂量较大时反而会使尿酸降低，引发疼痛加重或延长发作时间，因此痛风发作时应避免使用阿司匹林。

③痛风性关节炎可给予秋水仙碱、依托考昔、氟比洛芬巴布膏治疗，症状减轻后应停止使用。

④局部痛风处可用扶他林软膏涂抹。

431 常见的降血脂的药物有哪些？

答：常见的降血脂的药物主要包括他汀类和贝特类药物。具体如下表：

药物种类	他汀类	贝特类
功能	以降低胆固醇为主	以降低甘油三酯为主
主要药物	阿托伐他汀、瑞舒伐他汀、氟伐他汀	非诺贝特片、苯扎贝特

432 常见的降压药有哪几类？

答：根据降压机制，主要分为五大类。具体如下：

第一类：钙离子拮抗剂，代表药是硝苯地平、氨氯地平等。

第二类：血管紧张素Ⅱ受体拮抗剂，如缬沙坦、厄贝沙坦等。

第三类：利尿剂，如呋塞米。

第四类：β受体阻滞剂，代表药是美托洛尔、比索洛尔。

第五类：血管紧张素转化酶抑制剂，代表药是贝那普利。

433 常见的护胃药有哪些？

答：①抑酸护胃药物，代表药物有质子泵抑制剂，比如奥美拉唑、泮托拉唑、雷贝拉唑、兰索拉唑等；也可以使用H_2受体拮抗剂，代表药物有雷尼替丁、法莫替丁。

②保护胃黏膜的药物，代表药物有硫糖铝、枸橼酸铋钾、铝碳酸镁。

434 肉眼血尿和镜下血尿有什么区别？

答：尿红细胞是指尿液中出现了红细胞，由于泌尿系统如肾脏、膀胱或输尿管出血，血液进入尿液导致的一种疾病，分为肉眼血尿和显微镜下血尿。

肉眼血尿即肉眼就可以看出为血色的尿液，通常每升尿中含有1 mL血液即可表现为肉眼血尿；当每高倍视野红细胞数多于3个，但尿外观并无血色时，称为显微镜下血尿。

435 移植术后出现血尿的原因是什么？

答：移植术后出现血尿的原因主要有以下4个方面。

①免疫抑制药物剂量不足所致的排斥反应。

②免疫抑制药物剂量太大所致药物毒性损害。

③肾病复发，原来的肾小球病变在移植肾上复发，如肾炎复发。

④泌尿系统结石、炎症、外伤、肿瘤。

436 移植术后发现血尿该如何处理？

答：发现血尿时需要行尿红细胞位相检查，根据尿红细胞形态鉴别肾小球性或非肾小球性。如尿中发现畸形红细胞占75%以上，且红细胞数≥8 000/mL者，可诊断为肾小球性血尿。肾小球性血尿建议行移植肾穿刺活检明确原因。非肾小球性血尿完善相关检查，排除存在炎症、结石、肿瘤的可能。

437 什么是蛋白尿？

答：由于移植肾肾小球滤过膜的滤过作用和肾小管的重吸收作用，术后尿中蛋白质（多指分子量较小的蛋白质）的含量很少（每日排出量＜150 mg），正常情况下，不能被检测出来。当尿中蛋白含量增多，超出正常范围被尿常规检测出即为蛋白尿。

438 如何发现自己有蛋白尿？

答：正常情况下，蛋白质定性检查，呈阴性反应。当尿中蛋白增加，尿常规检查可以测出即为蛋白尿。

蛋白尿的早期可仅出现尿中大量泡沫，随着尿中蛋白逐渐增多，患者可能会出现水肿、高血压、夜尿频繁等多种异常情况，还可能出现恶心、呕吐、食欲减退等各种不适症状。

通过尿液分析可初步明确蛋白尿，24小时尿蛋白定量可准确反应尿蛋白水平。

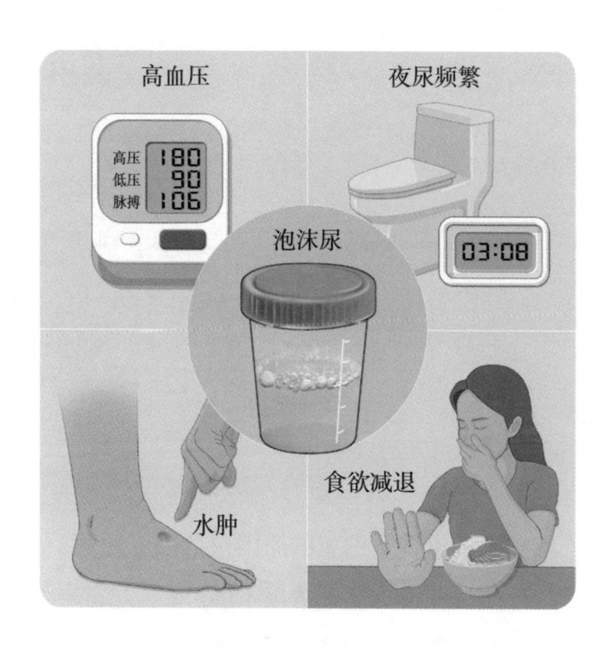

439 什么是微量蛋白尿？什么是大量蛋白尿？

答：人体代谢正常情况下，尿中的白蛋白极少，具体到每升尿白蛋白不超过20 mg。如果检查时发现尿中的微量白蛋白在20～200 mg/L范围内，就属于微量蛋白尿。24小时尿蛋白含量≥3.5 g，则称为大量蛋白尿。

440 尿常规中的蛋白尿1+、2+、3+和4+分别表示有多少尿蛋白？

答：定性试验是用以筛选和粗略估计尿蛋白含量的方法。根据浊度反应将无混浊或无沉淀定为阴性（－），将出现混浊或沉淀定为阳性（+）。

根据浊度反应估算的尿蛋白含量如下表：

浊度反应	尿蛋白含量/g·L^{-1}
－	<0.1
±	0.1～0.2
+	0.2～1.0
++	1.0～2.0
+++	2.0～4.0
++++	>4.0

441 移植术后出现蛋白尿的原因有哪些？

答：移植术后出现蛋白尿的原因包括以下几种。

①排斥反应，免疫抑制剂浓度不够。

②药物毒性，免疫抑制剂浓度太大。

③肾病复发，原来的肾小球病变在移植肾上复发，如IgA肾病复发。

442 当尿蛋白阳性时该如何进一步检查？

答：主要行24小时尿蛋白定量检查，精确留取24小时尿液，混匀，取尿样送检。

其他检查包括：尿蛋白电泳、尿轻链定量、移植肾彩超、移植肾穿刺活检等。

443 移植术后尿蛋白阳性该如何治疗？

答：术后出现尿蛋白阳性需要加量激素，如泼尼松；加量免疫抑制剂；服用雷公藤多苷片、肾炎康复片或昆仙胶囊降尿蛋白。必要时行移植肾穿刺活检明确蛋白尿原因。

444 药物是通过哪些作用机制改善尿蛋白的？

答：改善尿蛋白的药物作用机制主要有全程干预的免疫抑制作用、多靶点的抗炎作用、对足细胞的保护作用以及抑制纤维化的作用等。

445 改善尿蛋白的药物会升高抗排斥药物血药浓度吗？

答：有些改善尿蛋白的药物会升高他克莫司或环孢素的血药浓度，比如昆仙胶囊，需在医生指导下用药，切勿自行服用。用药早期需监测血肌酐及抗排斥药物浓度。

446 什么是移植后淋巴增殖性疾病？

答：移植后淋巴增殖性疾病（PTLD）作为器官和细胞移植后发生的最严重的并发症之一，通常发生于移植胰腺原位，也有可能发生于移植胰腺以外的消化道以及中枢神经系统。

目前基本明确的主要原因是免疫抑制和EB病毒感染。目前认为PTLD并不是一个独立的疾病，而是包括多种疾病形式的综合征，各种疾病形式之间存在不同的生物学和临床特征。50%以上PTLD患者表现为结外肿块，累及器官包括胃肠道、肺、皮肤、肝、神经系统和移植物自身。移植物受累可导致移植脏器的功能异常。

447 如何治疗PTLD?

答：PTLD目前没有标准的治疗方案，主要策略是抑制病毒复制，控制B细胞过度增殖，促进记忆性细胞毒性T细胞监视功能。目前使用较多的治疗方案是免疫抑制剂减量和利妥昔单抗的应用，其他还有供者淋巴细胞输注、细胞因子治疗、细胞免疫治疗、基因治疗等。

448 什么是肺炎?

答：肺炎主要指由细菌、真菌、病毒等病原体引起的肺部感染，常有发热、咳嗽、咳痰等典型症状，部分引起肺炎的病菌可通过飞沫传播，多数患者经治疗后可恢复正常。

449 肺炎有什么症状?

答：主要症状包括以下几种。

①精神不佳：食欲不振，精神萎靡等。

②发热：大部分患者出现发热，重症感染者体温可正常或低于正常。

③胸闷、气促：多数在咳嗽、发热后出现，病变范围较大

的患者可有呼吸困难、呼吸窘迫。

④咳嗽、咳痰：咳嗽频繁，早期可以是刺激性干咳，后期出现咳痰。

患者术后在家若出现上述症状，需警惕肺炎，及时复查胸部CT及就诊。

450 如果有咳嗽、咳痰症状就一定是肺炎吗？

答：如果有咳嗽、咳痰症状，应及时就医，医生评估情况，行血常规、血气分析、C反应蛋白、胸部CT检查，综合结果明确是否得了肺炎。除了肺炎，扁桃体炎、咽喉炎、气管炎等也会引起咳嗽、咳痰。

451 移植术后容易出现肺炎吗？

答：胰肾联合移植术后，患者因需终身服用免疫抑制剂而处于低免疫状态，较正常人群容易发生肺炎。肺炎终身可出现，但于术后1年内发生风险最高。肺炎是器官移植术后感染死亡的首要原因。

452 为什么宏基因组二代测序技术在肺炎病原学诊断及治疗中有重要价值？

答：宏基因组二代测序技术（mNGS）可发现常规痰培养发现不了的微观或微量菌群病原体。mNGS灵敏度高，在肺炎病原学诊断中具有良好的临床应用价值。

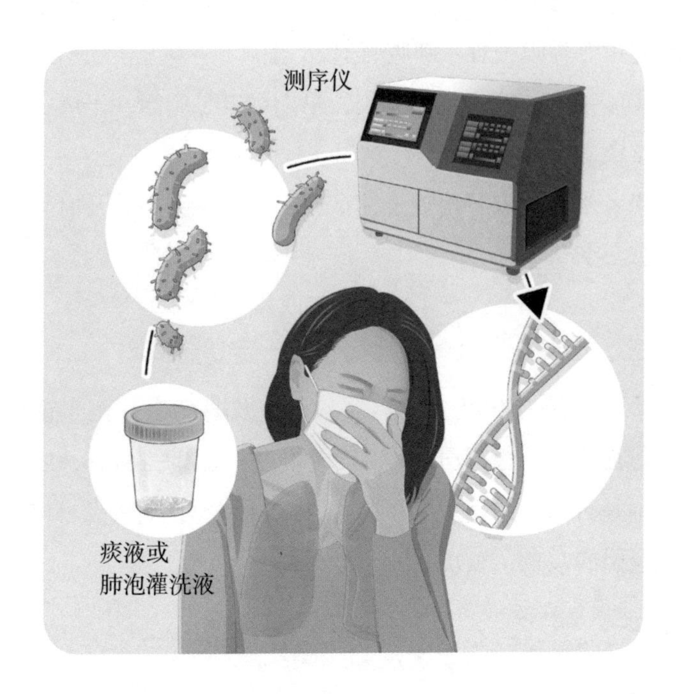

453 什么情况下的肺炎患者需要应用呼吸湿化治疗仪？

答：呼吸湿化治疗仪是一种新型的氧疗仪器，可以调控吸氧浓度、温度和湿度，在临床上常被用来治疗轻中度的低氧血症。如果肺炎患者出现轻中度的低氧血症或常规鼻导管吸氧气不能纠正缺氧症状时，需要应用呼吸湿化治疗仪辅助通气改善氧合。

454 什么情况下的肺炎患者需要气管插管接呼吸机辅助呼吸？

答：如果肺炎患者经过呼吸湿化治疗仪辅助通气之后，仍然存在严重的低氧血症或二氧化碳潴留，这类患者要行气管插管接呼吸机辅助呼吸。

455 肺炎会有生命危险吗?

答：肺炎是器官移植术后感染死亡的首要原因。移植术后重症肺炎死亡率高达41.5%，并可导致多器官功能障碍。及时就诊、早期干预是关键。

456 为什么得了肺炎后需要限制饮水量?

答：肺炎容易合并心力衰竭、肺水肿，同时抗感染药物会影响肾功能，导致少尿和肌酐升高，故需要限制饮水量（根据医生的判定制订每天的饮水量），并根据情况予以利尿治疗。

457 肺炎住院期间需要行纤支镜检查吗?

答：如果条件允许，需要行纤支镜检查。因为纤支镜下可见气道病变情况，以及留取肺泡灌洗液行培养及二代测序明确病原体，为针对性抗感染治疗提供依据，尤其适用于重症肺炎或肺炎病情反复的患者。

458 行纤支镜检查前有什么注意事项?

答：因行纤支镜检查前需要适当镇痛镇静，为防止操作时呕吐误吸，故行纤支镜检查前需要禁食禁水6～8小时。

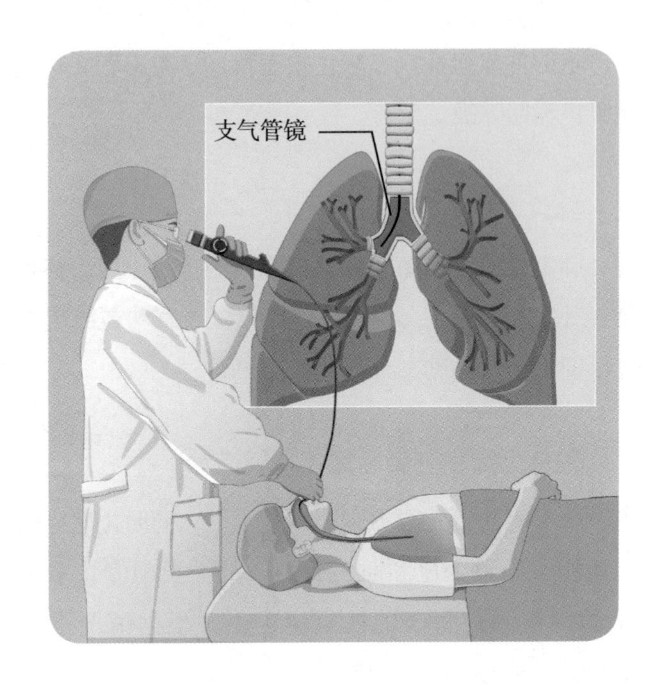

459 行纤支镜检查时会不舒服吗？是否会用麻药？

答：行纤支镜检查时有鼻咽部异物感、疼痛、呛咳等症状，但会应用表面麻醉及静脉注射舒芬太尼镇痛，减少不适感。

460 重症肺炎治疗期间，暂停抗排斥药物后移植物有排斥的风险吗？

答：有，但较小。肺炎时减量或停用抗排斥药物是为了避免机体免疫力进一步降低，提高机体防御病原体能力，促进肺炎康复。停用抗排斥药物同时会应用小剂量激素维持免疫抑制状态。不必过于担心。

461 肺炎治疗期间，间隔时间很短就复查一次胸部CT会因辐射过多而伤害身体吗？

答：肺炎治疗期间每周复查一次胸部CT，目的是了解肺部炎症情况，是加重还是吸收，根据CT表现调整治疗方案。胸部CT有辐射，但常规医用CT的辐射剂量对人体的危害非常小。

462 移植术后肺炎多见于什么病原体感染？

答：围手术期发生的肺炎为细菌感染的可能性大。

术后3个月至1年内，肺炎多为耶氏肺孢子菌或巨细胞病毒混合感染。

术后1年后，肺炎为混合感染的可能性大。

具体感染源还需肺泡灌洗液二代基因测序及痰细菌培养协助明确病原体。

463 移植术后怎样预防肺炎？

答：移植物功能稳定后，如无特殊情况，需口服复方磺胺甲恶唑和更昔洛韦以预防肺孢子菌和CMV肺炎的发生。指南建议服用3～6个月，如无特殊情况，建议服用更昔洛韦6个月，服用复方磺胺甲恶唑1年。

在平时生活中应注意：①居住环境要整洁、通风、干燥，避免潮湿滋生霉菌。②注意个人卫生，勤洗手，勤更换内衣裤。③术后早期不到人多聚集的地方，如超市、菜市场、电影院、KTV等人多密闭场所；外出戴口罩，避免粉尘扬尘。④如出现咳嗽、咽喉肿痛、发热等症状应及时就医，必要时复查胸部CT。

464 胰肾联合移植术后真菌感染，服用伏立康唑的血药浓度水平需维持在什么范围?

答：推荐伏立康唑目标血药谷浓度范围为1.0~5.5 mg/L，中国指南推荐目标谷浓度为0.5~5.5 mg/L。

465 抗感染时万古霉素血药浓度的正常范围是多少?

答：万古霉素血药谷浓度在5~10 mg/L、峰浓度在30~40 mg/L能发挥良好的控制感染作用，当血药浓度达到80~100 mg/L时易出现耳毒性和肾毒性，而当谷浓度>20 mg/L或峰浓度>50 mg/L即有潜在中毒的危险。

466 如果移植术前有乙肝，术后要服用治疗乙肝的药物吗?

答：需要。因为移植术后要服用抗排斥药物，免疫力低下，乙肝病毒的复制有导致暴发性肝炎的可能，故需长期服用抗乙肝病毒药物。药物包括拉米夫定、阿德福韦、恩替卡韦和替诺福韦等。

467 术前没有乙肝，胰肾联合移植术后会得乙肝吗?

答：有可能。供体来源潜在的感染、输血均可能会感染乙肝。另外，移植术后需要服用抗排斥药物，处于低免疫状态，乙肝病毒激活复制及供体乙肝处于窗口期，未检测到乙肝病毒复制，故移植术后有可能感染乙肝。

468 血钙的正常范围是多少？

答：正常成人血钙是2.08～2.8 mmol/L。血钙浓度<2.08 mmol/L即为低钙血症，血钙浓度>2.8 mmol/L即为高钙血症，不同医院血钙化验参考值可能存在差异。

469 移植术后引起高钙血症的最常见原因是什么？

答：移植术后引起高钙血症的原因主要见于甲状旁腺功能亢进。

470 移植术后高钙血症有什么危害？

答：高钙血症的危害主要有以下3个方面。

①高钙血症可使神经、肌肉兴奋性降低，表现为乏力、表情淡漠、腱反射减弱，严重患者可出现精神障碍、木僵和昏迷。

②心肌兴奋性和传导性降低。心电图表现为Q-T间期缩短，房室传导阻滞。

③主要损伤肾小管，致肾小管纤维化、肾钙化、肾结石。

血钙浓度>4.5 mmol/L，可发生高钙血症危象，如严重脱水、高热、心律失常、意识不清等，患者易死于心搏骤停、坏死性胰腺炎和肾衰竭等。

471 高钙血症该如何处理?

答：首先，减少高钙饮食，包括牛奶、骨头汤等；其次，应用治疗高钙血症的药物，主要有利尿剂、降钙素、双膦酸盐。对于轻度的血钙升高，可以适当补液以及应用利尿剂，促进钙排出来纠正高血钙。

血钙水平如果进一步升高，容易导致高钙危象，可以使用降钙素。反复血钙升高通常是甲状旁腺功能亢进导致的，可行甲状旁腺切除术，并根据情况行部分甲状旁腺异位移植。甲状旁腺异位移植是为了防止低钙血症的发生。

472 甲状旁腺功能亢进有何危害？如何治疗?

答：甲状旁腺功能亢进会使患者出现因体内血钙升高导致的相应的危害，例如骨质疏松或骨折、肌肉无力、性格改变、皮肤瘙痒、贫血甚至发生胃十二指肠溃疡或胰腺炎。

其治疗方法包括促进钙排泄，应用降钙素、双膦酸盐来促进血钙的下降，血液透析或血液滤过，手术行甲状旁腺切除等。

473 什么是高钾血症？有哪些危害?

答：血钾正常范围是3.5 ~ 5.5 mmol/L，血钾 > 5.5 mmol/L时即可诊断为高钾血症。

移植肾功能下降，尿毒症患者因排泄困难或代谢异常容易导致钾蓄积。高血钾使心肌细胞受到抑制，心肌张力减低，易发生心律失常。早期常有四肢及口周感觉麻木，极度疲乏，肌肉酸疼，肢体苍白湿冷。血钾浓度达7 mmol/L时，四肢麻木软瘫，先为躯干后为四肢，最后影响到呼吸肌，导致窒息。中枢神经系统可表现为烦躁不安或神志不清。高钾血症有不同程度的代谢性酸中毒。

474 血钾高时该如何处理?

答：首先应纠正病因，减少钾的摄入，如停用含钾的食物（如橙子、香蕉等）或药物；其次是增加钾的排出，可口服利尿药物、降钾药物，比如呋塞米片、聚苯乙烯磺酸钙散等。对于肾功能衰竭所引的高血钾，可采用血液透析治疗。

475 做了肾移植之后还会出现高血钾吗？有哪些治疗方法?

答：移植术后少尿、细胞内的钾移出细胞外、酸中毒、含钾药物输入过多、输入库存血过多等可引起高钾血症。

高钾血症起病急骤者应采取紧急措施降钾，还应根据病情的轻重采取不同的治疗方法，如静脉推注葡萄糖酸钙，静脉滴注高渗葡萄糖加胰岛素，静脉滴注碳酸氢钠，口服排钾利尿剂、环硅酸锆钠散、聚苯乙烯磺酸钙散、阳离子交换树脂等，还可以进行血液透析治疗。

476 如何改善移植术后失眠?

答：明确失眠病因是治疗失眠的关键。治疗上强调综合治疗，主要通过心理治疗、物理治疗、药物治疗，达到改善睡眠质量、增加有效睡眠时间的目的。建议午睡不超过半小时，或者避免午睡；保持规律的作息时间；规律进餐，睡前不要过饱或空腹；睡前避免喝茶、喝咖啡、饮酒或吸烟；睡前3～4小时避免剧烈运动。

治疗失眠的药物主要包括阿普唑仑、艾司唑仑、酒石酸唑吡坦。

477 为什么移植术后会出现股骨头坏死？

答：移植术后需服用激素抗排斥治疗，激素与股骨头坏死的风险增高直接相关。因为激素容易使股骨头的滋养血管出现血栓栓塞及导致骨质疏松，引起软骨下松质骨的骨小梁断裂、骨质塌陷，从而引起股骨头坏死。

478 股骨头坏死有什么症状？该如何治疗？

答：股骨头坏死的患者早期症状不典型，疼痛是大多数患者最早的主诉，主要表现为髋部或腹股沟区疼痛、酸痛。疼痛为间歇发作，逐渐加重，休息后可缓解。

股骨头坏死需骨科就诊，专科专治，诊断依赖于影像学检查，如X线、CT、MRI、放射性核素骨扫描等。治疗上激素需减量或停用，必要时行髋关节置换术。

479 移植术后骨质疏松有什么症状吗？如何治疗？

答：移植术后骨质疏松通常为激素影响到骨代谢所引发。轻者无明显症状，随着病情的进展，患者感到乏力、腰背容易疼痛，甚至全身骨痛。跌倒、摔落时，更容易发生骨折。严重骨质疏松还可导致身体出现驼背等变形情况。

骨密度测定可诊断骨质疏松，治疗需减量激素甚至停用。治疗药物有钙剂、维生素D、双膦酸盐类等。

480 移植术后为什么会手抖?

答：手抖常见于他克莫司副作用中神经毒性的表现，浓度高时手抖会加重。处理方法是降低他克莫司药量及定期监测血药浓度，使其维持在正常范围，服用钙片稳定神经肌肉兴奋性。

481 为什么移植术后患者较正常人容易尿路感染?

答：移植术后需长期服用免疫抑制剂，免疫功能低下，易发生尿路感染，特别是女性患者。女性尿道较短而宽，开口于阴唇下方，紧邻阴道外口，距离肛门较近，是女性容易发生尿路感染的重要解剖学因素。男性包茎、包皮过长是男性尿路感染的诱发因素。

482 为什么女性尿路感染发生率高于男性?

答：尿路感染是指病原体在尿路中生长、繁殖而引起的感染性疾病。因为女性尿道较男性尿道短，长约3～5 cm，尿道宽而直，紧贴阴道前壁，开口于阴道口的上方，故细菌容易逆行尿道造成尿路感染。

483 性生活会引起尿路感染吗？

答：有可能，因为性生活时可将尿道口周围的细菌挤压入膀胱引起尿路感染。性生活前后需注意卫生并及时清洁。

484 尿路感染的临床表现是什么？

答：主要症状包括尿频、尿急、尿痛、血尿、排尿困难、移植肾区胀痛，同时可伴寒战、头痛、恶心、高热等症状，体温可上升到39 ℃以上。尿液常混浊、有异味，可有白细胞尿、血尿。每高倍视野白细胞超过5个为白细胞尿。尿液分析白细胞升高或尿细菌培养阳性是诊断尿路感染的可靠指标。

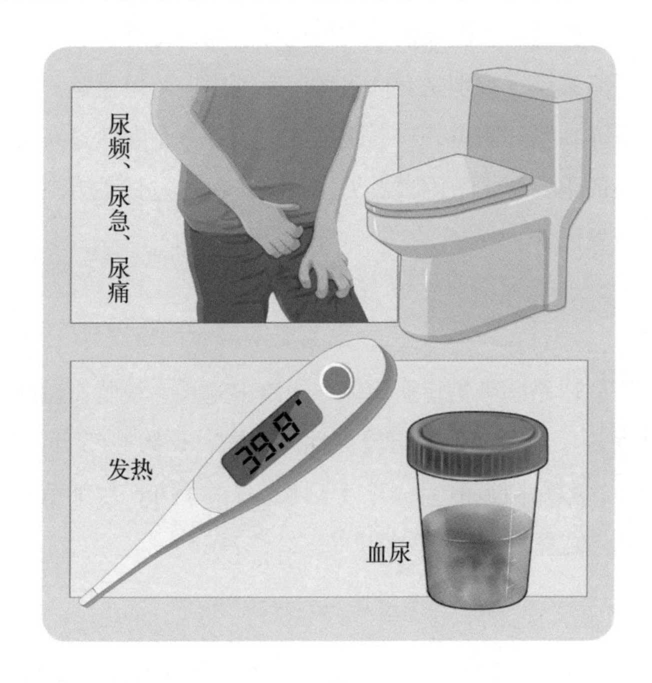

485 如何治疗尿路感染？怎样判断尿路感染已治愈？

答：尿路感染常进行抗感染治疗，常用抗生素有哌拉西林钠他唑巴坦钠或头孢哌酮钠舒巴坦钠等，待血尿培养结果回报后根据药敏结果调整抗生素。治疗尿路感染一般不需要减量抗排斥药物。抗感染治疗疗程需要根据患者的临床症状，血培养是否阳性，是否为耐药菌等综合进行制订。

一般要求在症状完全消失，尿液检查恢复正常，停药后每周复查1次尿培养，连续3次以上未见异常方可认为基本治愈。

486 尿路感染有必要做膀胱镜检查吗？

答：一般情况下，尿路感染不用行膀胱镜检查。但是反复尿路感染需要行膀胱镜检查以了解尿道与膀胱的情况，确认是否有腺性膀胱炎等异常情况。

487 膀胱镜检查是怎样操作的？

答：膀胱镜检查是用一个细长的镜子从尿道口插入，深入膀胱，从而观察尿道及膀胱是否有异常病变。这项检查会用局麻药，一般不会产生疼痛等不适感，不必过于担心。

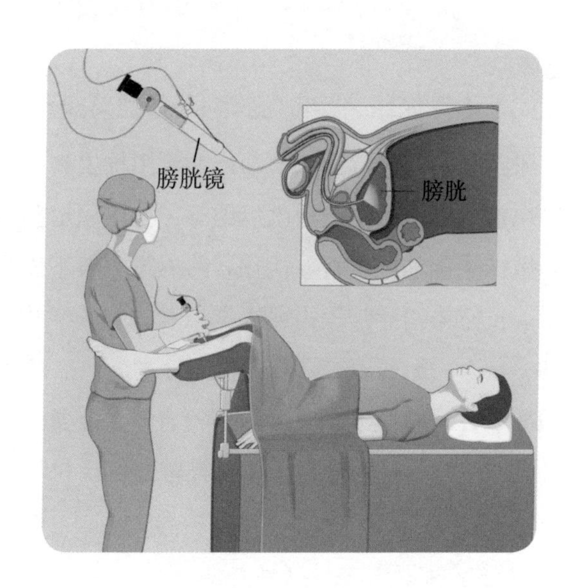

488 移植术后患者什么情况下需要做膀胱镜检查?

答：移植术后存在以下情况时，需要行膀胱镜检查。

①明确血尿的出血部位和原因。

②诊断膀胱尿道肿瘤。

③诊断膀胱尿道结石、尿道狭窄等。

④放置或拔除移植肾输尿管支架管。

489 怎样预防尿路感染的发生?

答：①多饮水、勤排尿、勿憋尿。

②避免穿一次性内裤，保持会阴部清洁。

③性生活后立即排尿、冲洗。

④适当体育锻炼，提高机体免疫力。

⑤女性患者月经期勤换卫生巾。

490 带状疱疹该如何治疗？

答：皮肤依次出现潮红斑、丘疹、水疱，皮损沿某一周围神经呈带状排列，神经痛为本病特征之一。治疗适当减量免疫抑制剂，静脉滴注丙种球蛋白。治疗方法有以下3种。

①抗病毒治疗：可选用阿昔洛韦、伐昔洛韦或泛昔洛韦。

②神经痛药物治疗：重度疼痛药物难以控制时，可以考虑直接有效的感觉神经阻滞疗法。

③物理疗法：红外线照射、低能量氦氖局部热疗。

491 带状疱疹治疗后有神经痛后遗症吗？

答：带状疱疹皮肤损害愈合后，疼痛仍可持续一段时间。部分患者神经痛可持续数月或年余，严重影响睡眠和情绪。疼痛程度较重、持续时间较长者可导致精神焦虑、抑郁等表现。

492 单纯疱疹该如何治疗？

答：单纯疱疹的主要症状是皮肤黏膜出现灼热、群集性水疱，随后形成溃疡。治疗方法有以下2种。

①一般治疗：注意休息、加强营养、提高免疫力。

②药物治疗：常用的口服抗病毒药物有阿昔洛韦、伐昔洛韦、泛昔洛韦和喷昔洛韦。外用药物可选用3%阿昔洛韦软膏、1%喷昔洛韦软膏或炉甘石洗剂；继发感染时可用夫西地酸乳膏、莫匹罗星软膏外涂；如局部有渗出可给予康复新液湿敷。

493 移植术后什么情况下需行血浆置换?

答：移植术后出现急、慢性排斥反应（包括体液及细胞排斥反应）或肾小球疾病复发等病变时，可根据情况行血浆置换。

494 移植术后多久可以过性生活?

答：建议尽量在移植术后6个月以上移植物功能稳定后进行性生活。性生活不要过于频繁，量力而行，注意节制，1周1~2次为宜。

495 移植术后女性能怀孕吗?

答：胰肾联合移植术后的女性生育能力通常会恢复，但妊娠后会增加并发症风险，如胎儿压迫移植胰腺及移植肾脏，会增加器官负担。同时移植术后用药可能会受妊娠影响需要调整剂量，甚至某些移植术后用药可能会影响胎儿，增加胎儿早产、畸形等不良结局的风险。移植术后的女性在妊娠期间通常会比普通女性有更高的风险患先兆子痫，因此不建议怀孕。

496 移植术后男性患者能生育吗?

答：男性胰肾联合移植受者术后1年后，免疫抑制剂处于维持量及移植物功能稳定的情况下，可以生育。

497 移植术后体重明显增加会有什么危害？

答：移植术后体重明显增加会加重移植肾及移植胰腺负担，影响移植物长期存活。抗排斥药物根据体重给药，体重明显增加须加大用药剂量，会引起肌酐、血糖的波动，故术后需要控制体重。

498 什么情况下需要行移植肾穿刺活检？

答：在移植肾出现急性或慢性排斥反应、免疫抑制剂毒性损伤、病毒感染、原发或继发性肾小球疾病等情况下，行穿刺活检对诊断及治疗至关重要。这些原因导致的临床症状主要表现为：无尿或少尿、血肌酐升高、蛋白尿、血尿、顽固性高血压、血尿BK感染等。

499 什么是指示性移植肾活检？

答：指示性移植肾活检是指肾移植后出现明显肾功能异常时实施的肾脏活检，有助于指导诊断及治疗，是国内常见的活检方式。

500 什么是程序性移植肾活检？

答：程序性移植肾活检是指对肾功能正常的肾移植受者，在固定的随访时间点实施的肾脏活检，有助于在临床症状出现前发现移植肾异常，早期治疗并延长移植物的存活时间。国外现推荐定期程序性活检。

501 移植肾穿刺活检过程是怎样的?

答：一般在病房内，B超引导下斜角进针，避开肠管、肾内血管、膀胱及髂血管，当穿刺针抵达肾包膜时，发射自动活检针后迅速拔针并压迫穿刺点，取出标本送检。为确保穿刺标本合格，常规穿刺2次，取两条肾脏组织标本。

502 移植肾穿刺后需要注意什么?

答：术后沙袋加压，注意观察生命体征，绝对卧床6小时，24小时无肉眼血尿可下床活动，1个月内避免剧烈运动。

503 移植肾穿刺取材成功的标准是什么?

答：取材成功的病理检查标准为肾小球数≥5个，细小动脉数>1条。

504 移植肾穿刺活检常见并发症有哪些?

答：移植肾穿刺活检常见并发症有血尿、肾周血肿、移植肾破裂出血、感染等。

移植肾穿刺活检安全有效，并发症对症治疗后多可改善，不必过于担心。

505 什么情况下需要行移植胰腺穿刺活检?

答：血糖异常（顽固的低血糖或高血糖）、排除胰腺炎后血淀粉酶或血脂肪酶仍升高等胰腺功能异常的情况下需行移植胰腺穿刺活检。

移植胰腺活检病理是诊断排斥反应，并与其他并发症进行鉴别诊断最直接有效的方法。

506 移植胰腺穿刺活检的方法有哪些？

答：移植胰腺的活检包括经皮穿刺活检、膀胱镜活检、腹腔镜活检、十二指肠的内窥镜活检和开放式活检等多种方法，其中超声或CT引导下经皮穿刺活检是最首选的活检方法，满意的标本获取率可达90%。近年来腹腔镜活检也是值得采用的活检途径，其具有安全、组织观察清晰、活检取材准确和可以确切止血的优势，可同时取得移植胰腺和移植肾组织进行明确诊断。

507 移植胰腺穿刺活检成功的标准是什么？

答：移植胰腺穿刺标本的合格标准为活检组织内含有至少2个外分泌腺泡小叶的结构且其中含有小血管和胰腺导管结构。

508 移植胰腺活检并发症有哪些？发生率高吗？

答：活检并发症主要包括出血、感染、胰瘘，以及误穿刺至肝脏、肾脏和小肠等，风险相对可控。

不同活检方式并发症的发生率不同。移植胰腺经皮穿刺活检并发症的发生率约为2.8%，膀胱镜活检的并发症发生率低于10%。腹腔镜活检并发症的发生率最低。

509 对于经皮穿刺活检难以取得满意的移植胰腺组织者，该如何活检？

答：可选择腹腔镜活检。腹腔镜活检具有安全，胰腺及其周围组织观察清晰，活检取材从容、准确，并发症概率低等优点。

510 同期胰肾联合移植术后，在胰腺活检较为困难的情况下，移植肾的活检能否预测移植胰腺排斥反应？

答：移植肾和移植胰腺同为移植器官，具有一定的免疫学联系。在相同的免疫条件下，移植肾的活检可提示可能存在的胰腺排斥反应。对于单独发生于移植胰腺的排斥反应，即移植肾功能正常而且排除了胰腺炎、感染等其他因素的前提下，为明确诊断则必须直接进行移植胰腺活检。

511 移植十二指肠可以活检吗？

答：可以。供体十二指肠和受体的回肠吻合，移植十二指肠位置较高，可在小肠镜下行活检。

512 移植术后服用免疫抑制剂，会增加肿瘤的发生风险吗？

答：会。移植术后需要使用免疫抑制剂，机体免疫力下降，因而肿瘤的发生率较同龄普通人群明显升高。患者发生恶性肿瘤的风险为2.19%~6.7%，在我国约为2.2%。

513 移植术后肿瘤筛查项目包括哪些？

答：包括胸部CT或X线胸片，大便常规及潜血，胃镜，肠镜，腹部、泌尿系统、甲状腺超声，膀胱镜，并行肿瘤标志物检测。男性还需检测前列腺特异性抗原，女性还需行乳腺和妇科方面相关肿瘤检测。

514 移植术后患者是否更容易发生流感病毒感染？

答：是的。胰肾联合移植术后患者长期服用免疫抑制剂，机体处于免疫抑制状态，属于免疫力低下人群，比普通人更容易感染。

515 流感病毒感染后，会损害移植肾脏及移植胰腺的功能吗？接种流感疫苗会影响移植肾和移植胰腺功能吗？

答：研究发现，部分肾移植受者感染病毒后发生了急性肾损伤，其急性肾损伤发生率远高于非移植患者。部分重症患者可因全身多器官功能障碍综合征伴有淀粉酶和脂肪酶水平升高，发生急性胰腺炎。目前尚未见因接种疫苗而引起移植肾及移植胰腺功能损害的报道。

516 移植术后接种流感疫苗的安全性如何？

答：目前已有的国内外研究显示，实体器官移植受者接种灭活疫苗后具有较好的安全性。部分患者可能会出现和正常人相似的副反应，如注射点酸痛、全身乏力等，但患者的生命体征及各项化验指标不会因为注射疫苗而出现明显的波动。目前亦未见有报道称患者因注射疫苗而产生严重的免疫排斥反应。

517 移植术后患者接种流感疫苗的有效性如何？

答：流感疫苗的有效性一般为60%~70%。流感疫苗是流感病毒灭活疫苗，由3种病毒组成。由于疫苗在人体内要经过一段时间才能发挥作用，因此需要在流感高峰来临前就提前接种疫苗。同时，流感病毒的变异速度非常快，每年的流行毒株都在不断变化，所以每年推出的流感疫苗都会有所不同。

PART

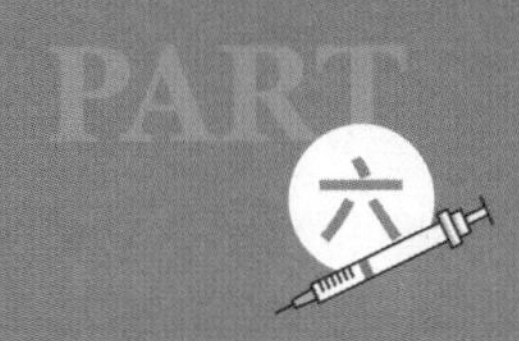

胰肾联合移植
术后康复及随访

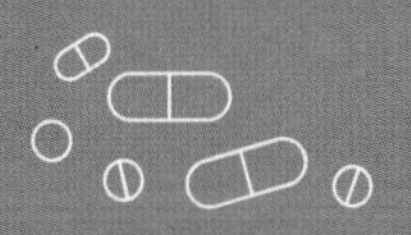

成功的胰肾联合移植手术仅是糖尿病合并尿毒症患者恢复健康的第一步，而术后康复和长期规范的随访是提高胰肾联合移植受者长期生存率和生活质量的有效保障。研究发现，科学的随访可有效降低移植受者非计划再入院率，提高患者的自我管理能力，改善生活质量，并提升患者的满意度。术后短期内，移植受者会经历各项医疗操作，如补液、监测血糖等，也会在医护人员的指导下进行各项康复训练，如卧位排便、呼吸功能锻炼等。移植受者及陪同家属通过提前了解和学习各项诊疗过程，可以更好地配合医护的工作，有助于更快地康复出院。

康复出院后，移植受者需要定期监测移植物综合情况，养成良好的生活习惯，积极配合随访，根据相关指标变化动态调整用药方案。移植术后积极康复指导、定期复查、规律随访，早期发现异常并及时治疗，有助于延长移植物及移植受者的存活时间及提高存活率。

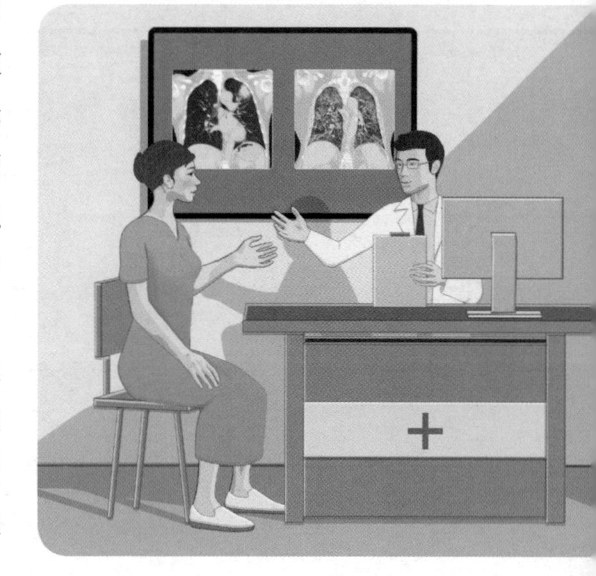

518 移植术后护理评估包括哪些项目？

答：护士在术后会进行疼痛、跌倒/坠床、管道滑脱、压力性损伤、营养及深静脉血栓等相关风险评估。根据风险级别，制订相应的护理计划，预防风险事件的发生，充分保证患者安全。在监护病房由护士全程提供生活照护，包括擦浴、口腔护理、会阴抹洗、进食、活动等，监护严密，照顾细致。家属无法陪护也不用担心。

519 血糖监测除了扎手指还有其他监测方法吗？

答：有。扫描式感应血糖仪是一种新型的血糖监测方法，在患者上臂背侧安装一个一次性传感器，用感应式血糖仪扫描传感器即可获得葡萄糖数值，无需频繁扎手指，实现快速、无痛、便捷的血糖监测。

520 感应式血糖仪监测数值准确吗？可以使用多长时间？

答：感应式血糖仪监测的数值较静脉血糖值低10%左右，监测数值稳定。安装后正常情况下可以连续使用14天。

521 移植术前如何进行床上排便训练？

答：入院后即开始练习卧床排便。准备一个便盆，先平躺，在护士的协助下把便盆放臀部下方，然后取坐位或抬高床头45°，从环境、体位及暗示等方面着手配合训练，形成条件反射，增强床上排便的适应性。

522 血液透析导管可以用于输液吗？

答：移植手术前如有留置血透深静脉导管，一般在术中及术后早期会用于输液。术后患者因静脉营养时间较长，长期使用血液透析导管输液容易导致导管相关性感染，因此术后第3天左右会留置PICC管（外周插管的中心静脉导管）或MC管（外周静脉置入的中等长度导管）。

523 移植术后静脉营养液可以从外周静脉输注吗？

答：不建议。氨基酸、脂肪乳等静脉营养液属于高渗溶液，短期输注可以从留置针输注，但容易液体外渗，引起组织坏死，长期输注会增加静脉炎等风险。因此，胰肾联合移植术后建议使用中心静脉提供肠外营养支持。

524 静脉输液过程中发生输液外渗怎么办？

答：输液外渗可引起静脉炎，输液部位出现红、肿、热、痛，可以进行局部冷敷、硫酸镁湿敷、多磺酸粘多糖乳膏外涂、抬高患肢等处理。

525 移植术后早期卧床期间，身体可以活动吗？

答：待麻醉清醒即可进行身体活动。早期进行床上活动，有助于缓解卧床时间久导致的躯体僵硬、肌肉酸痛等不适，利于肠道蠕动和肛门排气，促进肠道功能恢复。鼓励进行主动翻身及其他床上活动，在护士指导下可以进行踝泵运动、床上四肢伸展运动及呼吸功能锻炼，促进术后早期康复。

526 如何进行踝泵运动和床上四肢伸展运动?

答：①踝泵运动。下肢伸展，缓缓勾起脚尖；脚尖朝向自己至最大限度保持10秒，脚尖缓慢下压至最大限度保持10秒，最后做绕环动作，以踝关节为中心，脚趾作360° 环绕。

②股四头肌运动。绷紧大腿肌肉，持续5秒后放松，伸直膝关节，足背伸，缓慢抬高离床面20 cm，持续10秒再缓慢放下。

③环抱式挤捏。双手环抱小腿，由足背向膝关节循环用力挤压再放松。每日3~4组，每组10 ~ 20次。

527 呼吸功能锻炼有什么好处?

答：呼吸功能锻炼有助于改善肺通气功能，可以增强呼吸肌特别是膈肌的肌力和耐力，能有效预防呼吸肌疲劳和术后坠积性肺炎，增加肺活量和分钟通气量，增强呼吸道防御功能，利于痰液的引流。呼吸功能锻炼包括缩唇呼吸、吹气球和呼吸训练仪。

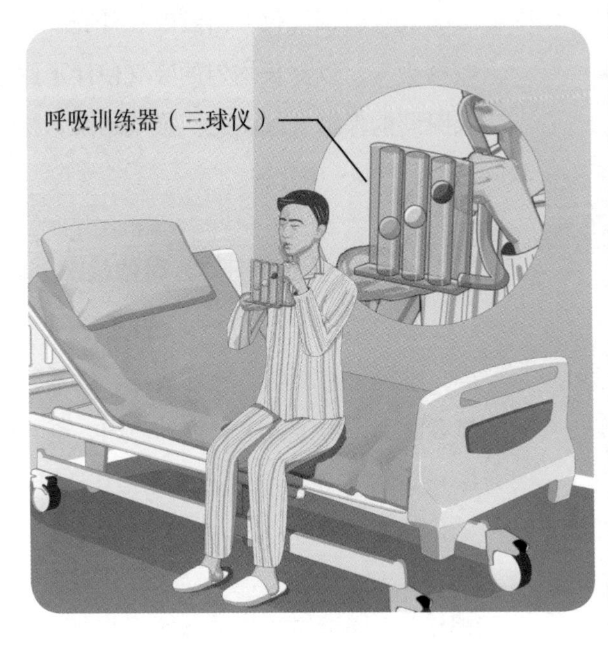

528 如何正确进行呼吸功能锻炼？

答：进行呼吸功能锻炼，主要有以下3种方法。

①缩唇呼吸：闭紧嘴巴经鼻子吸气，然后通过缩唇（吹口哨样）缓慢呼气，同时收缩腹部，吸气与呼气时间比为1：2或1：3。每日5~6次，每次5~10分钟。

②吹气球：选择合适的气球，取坐/卧位或侧卧位，深吸气达到最大肺容量后屏住气，含住气球嘴，将气吹入气球内，直至吹尽为止，使气球直径膨胀5~30 cm为一次有效的吹气。每日3~4次，每次3~5分钟，以每分钟完成5次为目标。

③呼吸训练仪：由咬嘴、外壳、浮子和连接管组成。含住咬嘴吸气，以深长均匀的吸气使浮子逐渐升起，并使浮子尽量长时间的保持升起状态。吸气结束，松开咬嘴呼气。每日5~6次，每次5~10分钟。

529 如何正确拍背，有效咳嗽、咳痰？

答：取半坐卧位、坐位或站位，护士或家属双手手指并拢，掌侧呈空杯状，腕部放松，以手腕的力量迅速规律地叩击患者背部，由下往上，由外向内，避开肩胛骨及脊柱，每分钟120~180次，叩击时患者双手捂住伤口，用鼻子深吸一口气，屏气3~5秒，身体前倾，做2~3次短促有力的咳嗽并吐出痰液。

530 移植术后为何不能久卧床？

答：长时间卧床，胸廓活动度降低且血流速度减慢，由于重力及体位因素，双肺野后部长期处于充血、淤血、水肿状态，加之移植术后患者处于免疫抑制状态，更易诱发肺部感染。长期卧床不利于术后康复，会导致住院时间延长。

531 移植术后早期如何促进排便？

答：术前需训练床上排便，术后可以顺时针按摩腹部，促进肠蠕动。如有便意，可在床上使用便盆，排便时不能过于用力，避免腹压升高导致伤口出血，必要时可以使用开塞露或甘油灌肠剂等帮助排气排便。

532 移植术后卧床期间可以淋浴洗澡吗？该如何进行身体清洁？

答：不可以。术后早期淋浴易淋湿伤口，引起伤口感染。术后卧床期间由护士协助洗漱，用2%葡萄糖酸氯己定医用卫生湿巾进行擦浴，氯己定湿巾可以有效清除身体皮肤定植菌，保持清洁，减少感染。

533 移植术后什么时候可以淋浴洗澡？

答：待身上管道拔除，伤口拆线愈合后方可开始淋浴。伤口一般术后14天左右拆线，肥胖、伤口感染、糖尿病等因素均有可能会影响伤口愈合时间。

534 移植术后口腔溃疡应如何护理？

答：有口腔溃疡者，应使用软毛牙刷，以防进一步损伤口腔黏膜，根据溃疡类型选择合适的漱口液，漱口液每次含漱至少90秒，溃疡处可使用碘甘油局部涂抹。应给予高蛋白、高热量、高维生素的半流质食物或软食，忌酸辣、过热、粗糙等刺激溃疡面的食物。口腔溃疡疼痛不能进食者用2%利多卡因含漱或用1%地卡因少量局部喷涂，以缓解口腔溃疡疼痛引起的进食困难。

535 什么是流质饮食？

答：流质食物是指无渣的液体食物，易于吞咽、消化。流质饮食包括米汤、牛奶、果汁、营养液等，拔除胃管后第一天可进食米汤，进食后要注意观察有无腹胀、腹痛等不适。

536 什么是半流质饮食？

答：半流质饮食是一种介于软食与流质食物之间的饮食。它比软食更易咀嚼和便于消化。如进食流质饮食2天后无腹胀、腹痛等不适，第3天可进食易消化的半流质饮食，如粥、软面条等，有条件的可用料理机制作米糊。

537 移植术后饮食注意事项有哪些？

答：胰肾联合移植术后的饮食管理非常关键。术后早期饮食原则：少量多餐、清淡易消化、高优质蛋白，忌油腻、高脂肪、高糖食物，忌暴饮暴食、大鱼大肉，避免加重胰腺负担，影响移植肠道的愈合。严格注意饮食卫生，食品要新鲜，烹调时要烧热煮透，不吃隔夜食物。需注意过饱饮食会诱发心律失常。

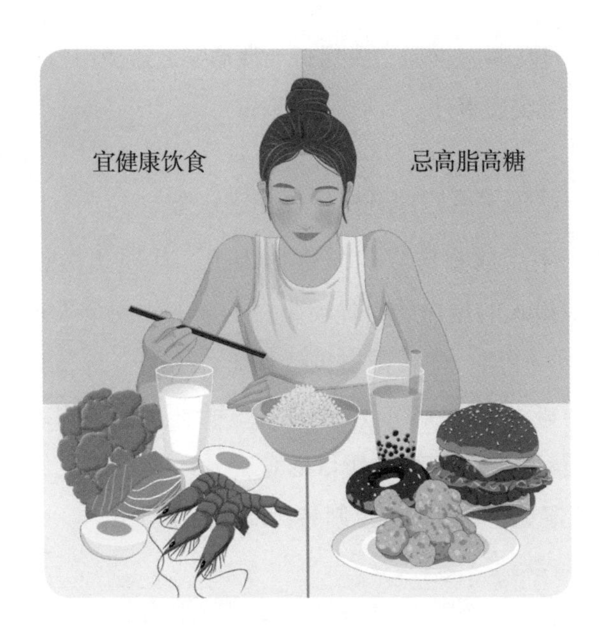

538 为什么术后过饱饮食会诱发心律失常？

答：过饱饮食会导致以下3种情况的发生，从而诱发心律失常。

①胃肠道负担增加，胃体积增大，进一步挤压胸腔体积，使心肺同时受到挤压，同时引起迷走神经兴奋，可诱发心律失常。

②血液大量聚集在胃肠道，血液黏度增加，血流缓慢，全身血液供应相对不足，尤其是心脏供血不足。

③体内电解质紊乱，尤其是钾离子平衡失调，高钾或低钾都可能对心脏电生理产生影响。

因此，术后患者应注意饮食调理，避免暴饮暴食，尤其是避免摄入过多的高脂肪、高糖、高盐、高钙、高氮等食物，以免诱发心律失常。同时，要保持大便通畅，避免用力排便，以免诱发心脏突发事件。

539 移植术后如何选择优质蛋白饮食？

答：术后饮食应以优质蛋白为主。优质蛋白饮食就是指一天中摄入的蛋白要由优质蛋白构成，占到全天总蛋白摄入量的1/3～2/3。优质蛋白包括鸡蛋、牛奶、鱼、鸡肉等，术后早期每天可进食3～5个鸡蛋清，但每天蛋黄摄入不超过1个。适量的蛋白有利于伤口的愈合及改善机体负氮平衡状态，但应避免进食过量的豆制品，以减轻肾脏负担。

540 围手术期恢复饮食后，要注意观察哪些指标？

答：一旦恢复经口进食后，应注意观察腹部体征，有无腹胀、腹痛、腹泻、排血便或黑便等，进食后有无头晕、心悸等不适，避免过饱饮食诱发心律失常。同时，注意监测血糖、血/尿淀粉酶和脂肪酶等胰腺功能指标。

541 移植术后能吃保健品吗？

答：因保健品种类纷杂，功效不明，不建议进食，避免引起毒性损害或排斥反应。

542 移植术后能吃人参吗？

答：不可以。术后患者忌用人参等提高免疫功能的食物及保健品，以免提高免疫力导致器官排斥。

543 移植术后能饮酒吗？

答：术后特别是早期不推荐饮酒。术后服用的免疫抑制剂经肝脏代谢，酒精也在肝脏解毒代谢，对肝功能都有不同程度的损害，加重肝脏负担，还可能会影响药物浓度。另外，酒精在体内的代谢产物是乳酸，乳酸会影响尿酸排泄，导致体内尿酸生成增多。喝酒还会刺激胃黏膜，引起胃炎、胃溃疡等。

544 移植术后能喝茶或者咖啡吗？

答：可以。但不建议长期饮用咖啡、浓茶，避免在服药前后1小时喝茶或咖啡，以免影响药物浓度。

545 我生活在沿海，移植术后可以食用海鲜及动物内脏吗？

答：移植术后要减少海鲜类产品及动物内脏类食物的摄入，限制胆固醇摄入，注意补充蛋白质和钙质。避免高尿酸血症及高胆固醇血症的发生。

546 移植术后是否还需要遵循慢性肾脏病的饮食原则？

答：不需要。术后如移植物已恢复正常功能，血肌酐、尿素氮等毒素明显下降至正常水平，血钙、血磷恢复正常，不需要低蛋白饮食，也不需要过分限制盐、钾或磷的摄入。

547 抗排斥药物需要终身服用吗？

答：需要终身服用，不可擅自停药、增减药量或更改药物种类。中途一旦停药会诱发排斥反应，导致移植物失去功能。并且需要定期监测抗排斥药物的血药浓度，及时调整剂量，维持合理的免疫抑制状态。正确掌握免疫抑制剂的服用方法和注意事项至关重要。

548 移植术后多久可以恢复正常的工作和生活？

答：胰肾联合移植术后半年，如果移植物功能稳定、情况良好，可重返工作岗位或参加轻体力家务劳动。应避免重体力劳动和不洁净的工作环境，避免熬夜劳累、暴饮暴食等不良生活方式。

549 移植术后能做什么运动？

答：移植术后运动应遵循以下几点。

运动原则：以循序渐进为原则，建议慢走—快走—慢跑的模式。

运动方式：优选有氧运动，如慢跑、跳绳、骑自行车、跳舞、游泳、健美操、太极拳等，可增强心肺功能。

频率及时间：每周3～5次，每次约30分钟，最好心率达到最大心率的60%～80%。

锻炼适宜的指标是呼吸稍稍加快，出汗但仍然可以边喘气边说话，应避免打篮球、踢足球等竞技类的剧烈运动，也应避免长时间盘腿。

550 移植术后运动时要注意什么?

答：术后运动过程中应注意以下几点。

①注意保护移植物，避免发生碰撞。

②运动以身体不感到疲劳为宜，避免运动过量。

③避免下肢过度负重，影响股骨头和髋、膝关节。

④外出锻炼随身携带食物，如出现出冷汗、头晕等低血糖症状可以救急。

551 移植术后可以远距离旅行吗?

答：术后半年内需要密切复查，身体处于恢复期，容易劳累，不建议远距离外出旅行。术后半年以上移植物功能稳定，可远距离旅行，但仍应注意避免劳累，若有不适，应及时就诊。

552 移植术后旅行前应该提前做好哪些准备?

答：旅行前应咨询移植医生，评估身体状态是否能达到外出旅行的条件，尽量避开需要复查的时间段；评估旅行目的地有无流行性或暴发性疾病的发生，了解当地的卫生保健条件、交通工具、天气温度及饮食习惯等，做好旅行攻略；携带原始包装的超过旅行时期1周的药物，包括免疫抑制剂（必带）、降压药、抗生素、降温止泻药、抗过敏药等，建议携带自身的医疗记录。

553 如何避免漏服抗排斥药物？

答：①每天调好闹钟准时服药。

②遵医嘱足量服药，不自行增加或减少药物的剂量。

③定期复诊、监测血药浓度，根据医生最新的调整剂量服药。

④切勿擅自停药。

⑤定期检查、及时补足储备药量。

554 漏服了抗排斥药物该怎么办？

答：补不补服或补服多少，取决于发现忘吃药的时间。

①时间未超过用药间隔的1/2，立即补服，下次按时、按剂量服用。

②时间超过用药间隔的1/2，无需补服，下次按时、按剂量服用。

③漏服后不可在第二次正常服药时擅自加大免疫抑制剂剂量。

在此期间不要监测药物浓度，因为不能真实反应药物的代谢情况。

555 服用抗排斥药物后发生呕吐，该如何补服？

答：需按以下流程进行补服。

①服药0～10分钟内呕吐，加服全量免疫抑制剂。

②服药10～30分钟内呕吐，加服1/2量免疫抑制剂。

③服药30～60分钟内呕吐，加服1/4量免疫抑制剂。

④服药60分钟后呕吐，无需补服。

556 抗排斥药是餐前还是餐后服用?

答：胰肾联合移植术后患者需掌握各类常见药物的服用时间，例如吗替麦考酚酯、麦考酚钠肠溶片、咪唑立宾、西罗莫司、他克莫司、环孢素等常在空腹（即餐前1小时或者餐后2小时）状态下服用，激素类（泼尼松、甲泼尼龙）在餐后服用。

557 抗排斥药可以与其他药物同服吗?

答：抗排斥药和其他药物同服会增加或者降低抗排斥药物的浓度，影响抗排斥药的效果。因此，建议抗排斥药不要和其他药物同服，间隔1～2小时后服用。服用药物免疫抑制剂，建议用温开水送服。

558 服用西罗莫司时有什么注意事项?

答：西罗莫司与口腔黏膜直接接触，容易引起口腔溃疡，因此通常需要用面包或馒头夹住吞服，或者切割后服用，服用后应反复漱口。

559 如果多服了免疫抑制剂怎么办?

答：如果您多服了免疫抑制剂，不必惊慌，下次服药按照正常剂量服用。门诊复查时，切记要告知医生多服了免疫抑制剂，避免医生误判。

560 如何留取中段尿标本？

答：化验尿常规、尿细菌培养等均需留取中段尿。留取尿液标本的方法不对，就可能导致检查的结果出现误差。在留取标本时，先排出5～10 mL的尿液，以达到冲洗尿道口的目的，再用量杯接中间10～15 mL的尿液送检。如果是留取尿细菌培养标本，需先清洁消毒会阴部，再留取中段尿。男性如果包皮过长，要翻开包皮，清洗龟头和冠状沟。女性应该扒开大阴唇，将会阴部、尿道口清洗干净。正确拿取培养杯，请注意不要污染内侧面。女性月经期间不宜留取中段尿标本。

561 尿蛋白定量检查如何留取24小时尿液？

答：第一步，清晨7:00前排空小便并弃去尿液。

第二步，7:00后第一次解小便加入桶内，及时加入防腐剂甲苯。

第三步，之后至次日清晨7:00，将每次的尿液均倒入桶内。

第四步，次日清晨7:00后留取标本，并记录24小时尿量，用油性笔标注在试管上。

为保证检验结果的准确性，留取24小时尿液期间请特别注意：留尿期间多饮水，每天至少1 500～2 000 mL，且留尿期间的每一次尿液都必须留取，少一次都会影响结果准确性。

562 居家健康监测需要准备哪些物品？

答：应提前备好体温计（水银体温计和电子体温计各1个）、血压计、量杯、磅秤、血糖仪和监测记录本。每天监测血压、脉搏、体温、尿量、血糖、体重和服药记录，以上监测数据应做好记录，复查时提供给门诊医生。

563 什么是七步洗手法？

答：七步洗手法指的是依次洗手掌、手背侧指缝、手掌侧指缝、指背、拇指、指尖、手腕和手臂，可总结为内、外、夹、弓、大、立、腕七个字，是目前比较规范且卫生的洗手方法。可较为彻底地清洁双手，维持手卫生。

564 如何正确测量血压？

答：固定一台专用电子血压计，定体位、定部位、定时间。不要在晨起后立即测量血压，建议晨起如厕、洗漱后再测量血压。如果有口服降压药的患者，应在口服降压药前先监测血压。如血压过低，应及时联系医生减量或停服，避免发生低血压。高血压患者在测量血压时，一般采取的体位是坐位。安静情况下保持四肢舒展，避免蜷腿、跷二郎腿，双上肢均可监测血压，测量时上臂与心脏保持在同一个水平面。

565 如何正确测量体温？

答：体温是感染或排斥反应的敏感指标，每天测量腋温至少2次，并详细记录。

测量方法：将体温计水银探头夹在腋窝下10分钟后取出读数。注意：洗澡、运动、进食等活动会致体温升高，应休息30分钟后方可测量体温。正常体温为36～37℃，如有发热，应及时就近就医，同时联系移植医生，不要延误治疗。

566 体温达到多少为发热？发热分为哪几级？

答：正常人在体温调节中枢的调控下，机体的产热和散热过程经常保持动态平衡。当机体在致热源作用下或体温中枢功能障碍时，使产热过程增加，而散热不能相应地随之增加或减少，体温高于37.3 ℃称为发热。

发热程度的分级，可分为低热、中度热、高热、超高热。以口腔温度测量为标准，体温在37.3～38 ℃属于低热，38.1～39 ℃属于中度热，39.1～41 ℃属于高热，体温超过41 ℃属于超高热。

567 在家出现发热应如何处理？

答：发热常见于肺炎、上呼吸道感染、泌尿系感染、感冒等，一旦出现不明原因的体温升高，应及时就医，切勿耽误病情。在家发热的紧急处理可以冰敷、使用退热贴、温水擦浴等进行物理降温。如降温效果不佳，体温超过38 ℃，可以服用布洛芬混悬液退热。

568 移植术后家里可以养宠物吗?

答：不建议。居住场所最好不要饲养家禽及宠物，动物携带病原菌会增加免疫抑制状态患者感染的风险；可以饲养水生动物或乌龟。

569 移植术后家里可以种植盆栽或植物吗?

答：不建议种植盆栽或植物，以免受到病毒、细菌、真菌等病原体感染。移植1年内不建议进行园艺工作。如果确实需要接触，需戴手套及口罩。

570 术后定期随访管理有什么重要意义?

答：移植受者术后康复出院并不意味着治疗的终止，后续的康复更需要医护人员专业的指导。术后定期随访管理能帮助医护人员动态追踪患者的健康状况，有助于延长移植物及移植受者的存活时间。

571 移植术后出院该多久复查一次?

答：具体复查频次应遵医嘱。一般术后3个月内每1～2周复查一次；术后3～6个月每2～3周复查一次；术后半年以上每月复查一次；术后1年以上，每月或每2个月复查一次；术后2年以上，保证至少每3个月复查一次。

建议每年定期做一次全身体检。对于不稳定的移植受者调整抗排斥药物剂量后需酌情增加随访频率。

572 移植术后随访的方式和途径有哪些？

答：随访的方式主要包括门诊随访、电话随访、网络随访等。

①门诊随访：是最常用的随访方式。门诊随访可直接进行医患沟通，了解移植受者情况，正确指导用药和提出注意事项。

②电话随访：鉴于移植受者地域分布差异，随访医院应掌握受者或其家属的联系信息，包括电话、通信住址和电子邮箱，以便能随时保持联系。电话随访主要用以动态了解受者的情况并记录在随访档案中。重点提醒督促一些依从性较差的受者按时随访，并给予健康教育及指导。

③网络随访：目前很多中心已通过开通微信公众号及手机应用程序APP、微信群等方式开展随访工作，可以简化随访流程，提高工作效率，而且可以永久保存随访资料，降低沟通成本。

特别需要提醒注意的是对于术后病情不稳定的患者，一定要遵医嘱按时进行门诊随访。

573 门诊复查一般检查哪些项目？

答：复查项目包括抽血化验和检查。抽血化验包括血常规、尿常规、24小时尿生化（必要时）、生化8项、肝功能、血脂、尿酸、血/尿淀粉酶、血脂肪酶和抗排斥药物浓度。检查包括移植胰腺和移植肾彩超检查。血/尿BK、群体反应性抗体建议半年至一年查一次，有咳嗽发热时及时复查胸部CT。

574 早期随访、中期随访和远期随访，各需重点关注什么？

答：早期随访是指肾移植术后3个月内的随访。该阶段应重点交代服药、自我监测、按时随访、及时就诊等相关问题。患者应按时按量服药，熟知药物的名称、剂量、目的及其不良反应；每日观察尿量和移植肾区状态，监测体重、体温、血压、脉搏及血糖等，并做好记录。早期随访重点在于建立良好的自我管理能力。

中期随访是指移植术后3～6个月内的随访。该阶段随访的重点是及时发现和处理各类术后并发症。一方面，需加强对免疫抑制剂血药浓度的监测，及时调整药物剂量；另一方面，在这一阶段，免疫抑制剂血药浓度仍处于密集调整期，机体的免疫功能仍然处于较低水平，发生肺部感染的风险较大，应加强肺部感染的预防和自我监测。

远期随访是指移植术后半年以后的随访。该阶段随访的重点是：①注重心血管疾病、感染、恶性肿瘤等的监测和预防，积极处理高血压及代谢性指标异常。②要消除该阶段移植受者常见的麻痹大意思想，应按照要求定期来门诊随访，强调严格执行服药医嘱，严禁自行减药或停药。

575 术后出现哪些情况需要及时返院就诊？

答：出现发热、咳嗽、咳痰、血压和血糖异常、不明原因的腹胀腹痛、乏力、移植肾区和（或）移植胰区胀痛、尿量减少、体重增加伴水肿、血便、腹泻、尿痛、尿急、尿频等情况需要尽快就医。若有不舒服需及时联系医生及移植医院。

576 门诊复查需要准备哪些物品？

答：医保卡、身份证、门诊病历、出院小结、填好的服药清单、复查当日需要口服的所有药物、已缴费的化验单、监测记录本等。

577 可以通过哪些途径了解胰肾联合移植的相关知识？

答：移植的相关知识可通过百度百科等公共网络平台搜索，诊疗指南及文献等专业知识可通过中国知网、万方数据库或维普数据库搜索，或者购买移植相关书籍，也可关注我国胰肾联合移植较为成熟的医院微信公众号及医院定期举办的移植健康教育讲座。除此之外，患者也可向移植医生咨询胰肾联合移植相关信息，了解相关知识及注意事项，更好地迎接手术及术后长期随访。

PART 七

胰岛移植

改善糖尿病的另一种方式

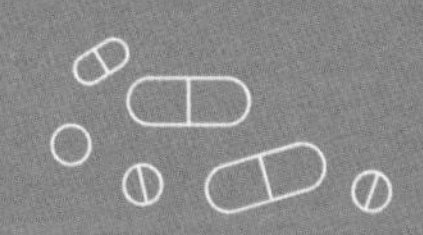

作为根治糖尿病的两大技术，胰腺移植和胰岛移植50年来相互伴随、协同发展。经过50余年的发展，临床胰岛移植技术及疗效逐渐成熟，目前已经成为治疗糖尿病的有效方案之一。临床胰岛移植技术要求简单，仅通过注射方式来完成移植，手术创伤小，即使移植失败也只是移植物失功，不会危及患者生命，安全性好。尤其是2000年的Edmonton方案在临床胰岛移植中成功应用后，临床胰岛移植已经在国际上越来越多的器官移植中心开展。此外，胰岛分离纯化、移植技术及移植后管理取得的长足进步，使得胰岛移植的疗效得到进一步提高。胰岛移植与胰腺移植相辅相成。目前，国内将胰岛移植多作为胰腺移植或胰肾联合移植失败后的补充治疗。

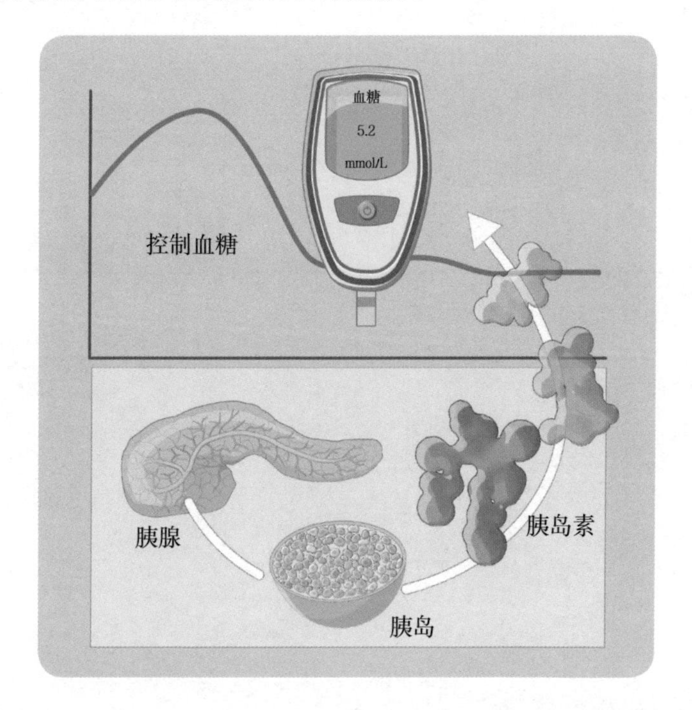

578 胰岛是什么?

答：胰岛就是胰腺的内分泌部分，是许多大小不等和形状不定的细胞团散布在胰腺各处形成的。胰岛占胰腺体积的1%～2%。作为一个内分泌器官，胰岛由几种不同的内分泌细胞组成。分泌胰岛素的B细胞占这些内分泌细胞的50%～70%，其他几种内分泌细胞分别是分泌胰高血糖素的A细胞、分泌生长抑素的D细胞和分泌胰多肽的PP细胞。

579 胰岛移植可以改善糖尿病患者血糖水平吗?

答：可以。胰岛素抵抗和胰岛β细胞功能紊乱或凋亡引起的分泌功能减退是糖尿病的主要病因。胰岛移植就是把具有分泌胰岛素功能的胰岛β细胞种植在人体内，通常经过10～14天完成血管化后，即可发挥正常的生理学功能，分泌胰岛素调控血糖，从而控制糖尿病，不需要再外源性地应用其他的降糖药。

580 胰岛移植的具体手术过程是怎样的?

答：首先，提取同种异体胰腺中的胰岛细胞，将其分离、纯化和体外培养。然后，对其进行功能评估后，局麻下，在X线或超声引导下经皮经肝脏门静脉穿刺并插管，穿刺后监测门静脉压力大小，根据压力大小选择直接输注胰岛细胞或放置封闭胰岛注入袋系统，使得胰岛进入受体体内，发挥调控血糖作用。

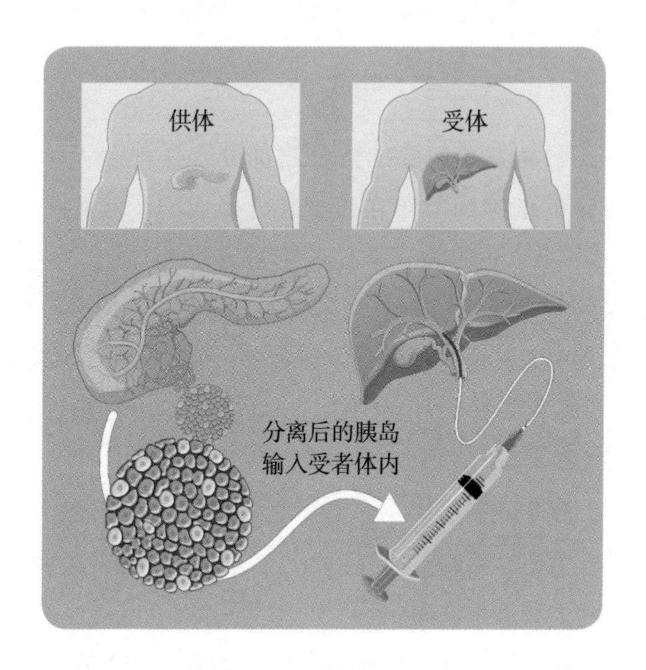

581 胰岛移植手术的成功率高吗？疗效确切吗？

答：胰岛移植手术的成功率在80%以上。有研究显示，在不发生排斥和其他并发症的情况下，60%的胰岛移植受者在初次移植5年后仍能有稳定的血糖水平。2016年美国多器官移植中心研究报道，所有1型糖尿病受者在行胰岛移植12年后仍有胰岛功能。这说明了胰岛移植的疗效是确切的。

582 胰岛移植后移植受者的存活时间有多久？

答：有研究显示，胰岛移植后受者10年累积生存率为100%，20年累积生存率大于80%，其中未排除其他原因导致的死亡。由此可见，胰岛移植相对安全有效。

583 胰岛移植后，移植胰岛寿命有多长？

答：据报道，自从2000年以后，国际上40个器官移植中心已经有超过1 500例患者接受了胰岛移植治疗。2014年世界移植大会资料显示，目前胰岛移植后5年无需使用外源性胰岛素的患者比例已经达到60%左右，一次注射脱离胰岛素的患者最长生存时间可以达到16年。

584 胰岛移植围手术期是否需要免疫诱导？

答：需要。在移植前后，均需要静脉滴注兔抗人胸腺细胞免疫球蛋白及巴利昔单抗等生物制剂进行免疫诱导，预防排斥反应的发生。

585 胰岛移植术后是否需要长期服用免疫抑制剂？

答：需要。胰岛移植也是将一种异体组织移植入受体体内，在受体体内会受到免疫系统的识别和攻击，服用免疫抑制剂在一定程度上抑制免疫系统的功能，才能使得移植物与受体长期共存，一旦停药，受体体内的免疫系统将攻击移植物，导致排斥反应。

586 胰岛移植和胰肾联合移植术后服用的免疫抑制剂类型是否相同？

答：相同。两种手术均需要服用钙调磷酸酶抑制剂（如环孢素、他克莫司）及抗增殖药物（如吗替麦考酚酯）。目前，胰岛移植免疫抑制方案中不使用激素类药物，而胰肾联合移植需要服用激素（如甲泼尼龙、泼尼松）。

587 糖尿病到了什么程度可以行胰岛移植?

答：糖尿病到了以下程度可以行胰岛移植。

①经过严格正规治疗，血糖控制仍不稳定，糖化血红蛋白高于8%，甚至出现酮症酸中毒。

②一年内发生过2次及以上低血糖。

③其他器官出现功能损伤（包括视网膜及眼部的其他病变、糖尿病肾病、糖尿病足、糖尿病神经病变等）。

④器官移植后糖尿病。

588 1型糖尿病可以行胰岛移植吗?

答：可以。确诊1型糖尿病且伴有严重的并发症，但肾功能正常，适合实施单独胰岛移植。

589 肾移植术后再行胰岛移植改善糖尿病可行吗?

答：可行。肾移植后进行胰岛移植，需达到两个基本条件。①应选择对胰岛细胞无害的免疫抑制剂；②行胰岛移植时，移植肾功能需在稳定状态。

590 自体胰岛移植是什么?

答：将自身的胰腺切除后，分离胰岛细胞，再移植回自己身体内，称为自体胰岛移植。

患有严重慢性胰腺炎的患者，在切除胰腺后分离自身胰岛细胞，行自体胰岛细胞移植，可防止糖尿病的发展。

591 胰岛移植的禁忌证是什么？

答：①年龄小于8岁或大于65岁。

②体重指数（BMI）大于26 kg/m^2。

③感染活动期或患有恶性肿瘤。

④严重心脏疾病。

⑤严重精神障碍，依从性差或酗酒。

⑥肝脏功能异常。

⑦妊娠期或准备妊娠。

⑧肾功能异常。

⑨其他因素：难以控制的高血压、高血脂，未治疗的增生性视网膜病变，凝血障碍或需长时间抗凝治疗（低剂量阿司匹林除外），需要长期系统使用激素治疗。

592 胰岛移植改善糖尿病的效果如何？

答：近年来，胰岛移植技术发展迅速，效果得到肯定，被评价为具有简单、安全、有效的特点。

2015年据胰岛移植协作登记处（CITR）报道，65%～100%患者在胰岛移植后可完全脱离胰岛素，3年脱离率为44%，单中心报道5年脱离率可达60%。目前在一些经验丰富的器官移植中心，胰岛移植5年后脱离外源性胰岛素治疗的比例可达到50%~70%。

593 胰岛移植的并发症有哪些？

答：胰岛移植的主要并发症包括出血、血栓形成、疼痛、肝功能异常、感染、肝脂肪变性、致敏、低血糖、胆囊穿孔等。

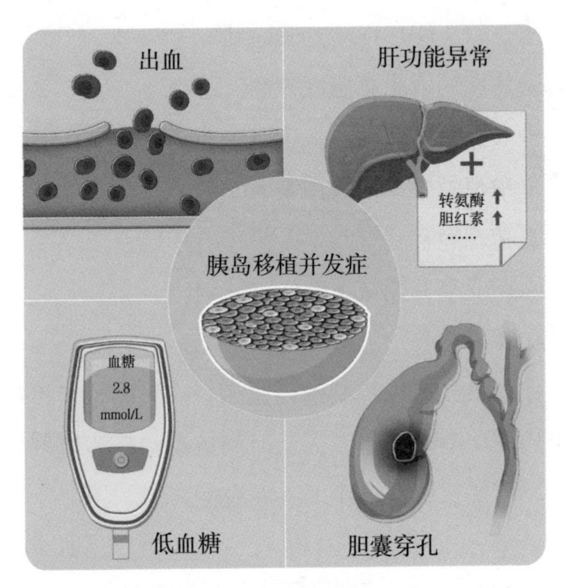

594 胰岛移植是否需要预防感染治疗？

答：需要。胰岛移植后常规给予抗细菌、抗真菌及抗病毒治疗。

595 胰岛移植术后早期是否需要继续使用胰岛素控制血糖？

答：胰岛移植后，由于患者的病情差异和胰岛移植物功能的不同，患者在移植后一定时间内血糖波动幅度可能较大。通常认为胰岛移植物血管化需要2～4周完成，从而发挥正常的生理学功能。所以接受胰岛移植治疗的患者术后需继续使用胰岛素控制血糖，以避免胰岛移植物因血糖过高而影响恢复生理学功能。

596 胰岛移植排斥反应会很剧烈吗？和胰肾联合移植排斥反应有何不同？

答：与胰肾联合移植不同的是，胰岛移植后如果发生排斥反应，胰岛移植物将在很短时间内被免疫系统所摧毁，基本很难有机会进行挽救性抗排斥治疗，因此胰岛移植后对于患者的免疫状态监测及预处理尤为重要。

597 胰岛移植术中发生出血如何处理？

答：胰岛移植术中出血常见原因为抗凝治疗过度及穿刺针孔封堵不确切。医生术中需注意操作，确切封堵针道，严密监测患者生命体征。行抗凝治疗时应密切监测凝血指标，出现出血临床表现时应停用肝素钠治疗，根据凝血指标酌情给予鱼精蛋白治疗。出血量大或经输血保守治疗无效，应急诊手术探查止血。

598 胰岛移植时如何预防血栓形成？

答：患者在胰岛移植时或移植后，因抗凝力度不充分或立即经血液介导炎症反应（IBMIR）发生程度较剧烈，可能导致胰岛移植物局部形成大量血栓，严重者可能导致门静脉系统大量血栓，肝脏发生严重病变。

预防血栓形成最重要的措施是，胰岛移植手术期间以及移植后给予充分抗凝，并且联合使用抗肿瘤坏死因子等药物抑制IBMIR发生的程度。

599 胰肾联合移植后出现胰腺血栓，切除了移植胰腺，但移植肾功能良好，可否行胰岛移植改善血糖?

答：完全可以。胰岛移植可作为胰腺移植失败后的一种补救治疗。胰腺移植手术失败或者胰腺失功后，再次胰腺移植手术风险明显增大，而胰岛移植作为胰腺移植的良好互补，相对于再次胰腺移植风险较小、操作简单，可起到很好的补救治疗作用。

600 胰肾联合移植相对于胰岛移植有哪些优势?

答：作为根治晚期糖尿病的胰岛功能替代两大技术：胰腺移植和胰岛移植。前者优点为效果确切，但手术风险大、术后管理复杂，对患者身体条件要求也高，一旦失败对患者影响大，甚至有生命危险。后者去除了高风险的胰腺外分泌因素，经门静脉注射微创移植，对患者影响小，但疗效尚有一定的不稳定性，部分患者需行2～3次胰岛移植才能达到治疗目标。

参考文献

[1] 中华医学会器官移植学分会，中国医师协会器官移植医师分会. 中国胰腺移植诊疗指南（2016版）[J]. 中华器官移植杂志，2016，37（10）：627-634.

[2] 中华医学会器官移植学分会. 肾移植术后随访规范（2019版）[J]. 器官移植，2019，10（6）：667-671.

[3] 中华医学会器官移植学分会. 肾移植远期并发症诊疗技术规范（2019版）[J]. 器官移植，2019，10（6）：661-666.

[4] 中华医学会器官移植学分会. 移植胰腺病理学临床操作规范（2019版）[J]. 器官移植，2019，10（6）：628-637.

[5] 中华医学会糖尿病学分会. 中国2型糖尿病防治指南（2020年版）[J]. 中华糖尿病杂志，2021，13（4）：315-409.

[6] 张纱纱，王茜，谢晓慧，等. 55例肾移植术后感染新型冠状病毒患者的特点及治疗分析[J]. 中国药业，2021，30（17）：115-119.

[7] 罗晴，彭婷，张伟光，等. 新冠病毒感染患者并发急性肾损伤与临床预后相关性的Meta分析[J]. 中华肾病研究电子杂志，2021，10（3）：138-143.

[8] 蔡晧东. 慢性肾脏疾病患者的新型冠状病毒肺炎疫苗接种[J]. 药物不良反应杂志，2021，23（7）：357-360.

[9] 王玥媛，周杨林，阳柳，等. 实体器官移植受者的新型冠状病毒肺炎疫苗接种[J]. 药物不良反应杂志，2021，23（7）：348-351.

[10] 中华人民共和国国家卫生健康委员会. 新冠病毒疫苗接种技术指南（第一版）[J]. 中华临床感染病杂志，2021，14（2）：89-90.

[11] 张爱民，郑军华，闵志廉. 群体反应性抗体的影响因素及高群体反应性抗体的临床对策[J]. 第二军医大学学报，2001，22（4）：381-384.

[12] 王毅. ABO血型不相容肾移植值得关注的几个问题[J]. 临床外科杂志，2018，26（12）：899-902.

[13] 王海波，史赢，周稚烨，等. 我国死亡器官捐献与分配工作建设的现状[J]. 中华器官移植杂志，2021，42（4）：195-196.

[14] 江文诗，孙永康，闫娟，等. 2020年全球器官捐献和移植概况[J]. 器官移植，2021，12（4）：376-383.

[15] 中华医学会器官移植学分会. 胰肾联合移植临床技术规范（2020版）[J]. 器官移植，2020，11（3）：332-343.

[16] 明长生. 终末期糖尿病肾病患者移植术前的评估与处理[J]. 中华器官移植杂志，2008，29（1）：47-48.

[17] 王芳菲，吕少诚，贺强. 胰腺移植治疗终末期糖尿病研究进展[J]. 解放军医学院学报，2020，41（11）：1118-1121，1135.

[18] 中华医学会器官移植学分会. 上腹部多器官联合移植技术操作规范（2019版）[J]. 器官移植，2019，10（06）：638-652.

[19] 张菲菲，邵乐平. 原发性高草酸尿症医学进展[J]. 国际泌尿系统杂志，2015，35（1）：135-138.

[20] 王於尘，严紫嫣，邓文锋，等. 肾移植术后Ⅰ型原发性高草酸尿症复发致移植肾功能不全的多学科综合诊疗[J]. 器官移植，2021，12（1）：77-82.

[21] 梅长林. 《中国围透析期慢性肾脏病管理规范》解读[J]. 中国实用内科杂志，2021，41（11）：954-959.

[22] 陈懿，柳园，石运莹. 营养管理策略在慢性肾脏病中的应用[J]. 华西医学，2021，36（7）：959-963.

[23] 中国医师协会肾脏内科医师分会肾性贫血指南工作组. 中国肾性贫血诊治临床实践指南[J]. 中华医学杂志，2021，101（20）：1463-1502.

[24] 程改平，石运莹，刘婧，等. 由KDOQI及KDIGO 2020年指南探讨慢性肾脏病患者蛋白质和能量摄入推荐量[J]. 中华医学杂志，2021，101（18）：1287-1290.

[25] 郭辛茹，蔡广研. 国内外最新高血压管理指南的解读与思考[J]. 中华肾病研究电子杂志，2021，10（1）：1-7.

[26] 李贵森. 2019年《中国慢性肾脏病矿物质和骨异常诊治指南》解读[J]. 诊断学理论与实践，2020，19（3）：229-231.

[27] 王志燕，陈晨，吕强，等. 2021年ESC急慢性心力衰竭诊断与治疗指南解读[J]. 中华心血管病杂志，2021，49（12）：1252-1255.

[28] 何亚荣，郑玥，周法庭，等. 2020年美国心脏协会心肺复苏和心血管急救指南解读——成人基础/高级生命支持[J]. 华西医学，2020，35（11）：1311-1323.

[29] 左辉华，胡伟，周鹏，等. 《2020年欧洲心脏病学会非ST段抬高型急性冠状动脉综合征管理指南》解读——从欧洲指南看中国实践[J]. 中国介入心脏病学杂志，2020，28（9）：481-485.

[30] 中华医学会内分泌学分会. 中国高尿酸血症与痛风诊疗指南（2019）[J]. 中华内分泌代谢杂志，2020，36（1）：1-13.

[31] 中华医学会器官移植学分会. 肾移植术后外科并发症处理技术操作规范（2019版）[J]. 器官移植，2019，10（6）：653-660.

[32] 中华医学会器官移植学分会. 器官移植免疫抑制剂临床应用技术规范（2019版）[J]. 器官移植，2019，10（3）：213-226.

[33] 中华医学会器官移植学分会. 器官移植受者BK病毒感染和BK病毒性肾病临床诊疗规范（2019版）[J]. 器官移植，2019，10（3）：237-242.

[34] 中华医学会骨质疏松和骨矿盐疾病分会. 原发性骨质疏松症诊疗指南（2017）[J]. 中国骨质疏松杂志，2019，25（3）：281-309.

[35] 方佳丽，郭予和，马俊杰，等. 同侧胰肾联合移植146例临床效果分析[J]. 中华医学杂志，2020，100（48）：3853-3858.

[36] 赵世涛，鄢业鸿，张煌斌，等. 肝移植后微小病毒B19感染致纯红细胞再生障碍性贫血三例及文献复习[J]. 中华器官移植杂志，2021，42（11）：675-679.

[37] 张晓伟，张雷，赵闻雨，等. 肾移植术后微小病毒B19感染22例临床治疗经验[J]. 中华器官移植杂志，2019，40（6）：323-327.

[38] 付迎欣，王辉，冯钢，等. 胰肾联合移植145例单中心回顾分析[J]. 中华器官移植杂志，2019，40（5）：260-265.

[39] 解玥，宋智慧，张弨. 肾移植术后妇女妊娠期的药物治疗[J]. 临床药物治疗杂志，2019，17（12）：15-19.

[40] 郁堡中，孙泽家，王玮. 肾移植术后妊娠及生育相关研究进展[J]. 中华器官移植杂志，2021，42（3）：183-185.

[41] 陈旭春，刘树荣，李弘，等. 胰肾联合移植15年以上存活者生

活质量及移植器官功能评估[J]. 中华器官移植杂志，2020，41（9）：530-533.

[42] 吴小霞，刘佳，谢建飞，等. 肾移植患者自我管理指南[M]. 长沙：中南大学出版社，2019.

[43] 张雷，张更. 移问医答：肾移植100问[M]. 北京：中国科学技术出版社，2022.

[44] 谷波，赵上萍. 肾移植临床护理手册[M]. 成都：四川科学技术出版社，2020.

[45] 马锡慧，肖漓. 肾移植免疫抑制剂研究进展[J]. 器官移植，2019，10（4）：459-464.

[46] 中华医学会器官移植学分会. 中国器官移植超声影像学诊疗技术规范（2019版）[J]. 器官移植，2019，10（1）：16-31.

[47] 中华医学会器官移植学会，国家肾脏移植质控中心. 肾移植受者人类微小病毒B19感染临床诊疗技术规范（2022版）[J]. 器官移植，2022，13（2）：135-143.

[48] 陈恳，张相林，克晓燕，等. 《伏立康唑个体化用药指南》解读[J]. 临床药物治疗杂志，2019，17（3）：47-52，78.

[49] 万古霉素临床应用剂量专家组. 万古霉素临床应用剂量中国专家共识[J]. 中华传染病杂志，2012，30（11）：641-646.

[50] 邓绚莹，张伟婷，李嘉莉，等. 64例改良式同侧胰肾联合移植围术期护理临床效果评价分析[J]. 实用器官移植电子杂志，2020，8（3）：180-185.

[51] 中华医学会器官移植学分会. 胰腺及胰肾联合移植护理技术操作规范[J]. 实用器官移植电子杂志，2019，7（5）：349-351.

[52] 曲珊，明茗．肾移植术后家庭指导的护理进展[J]．中国医学创新，2014，（28）：154-156.

[53] 中国医师协会内镜医师分会消化内镜专业委员会，中国抗癌协会肿瘤内镜学专业委员会．中国消化内镜诊疗相关肠道准备指南（2019，上海）[J]．中华内科杂志，2019，58（7）：485-495.

[54] 王丽，余雅婷，陆蓉，等．ABO跨血型、双供体亲属胰肾联合移植病人的围术期护理[J]．护理研究，2022，36（10）：1877-1880.

[55] 刘路浩，方佳丽，张磊，等．胰肾联合移植前供胰评估标准的临床分析[J]．中国组织工程研究，2020，24（26）：4157-4161.

[56] 郃强，何晓顺，巫林伟，等．胰肾联合移植术后的生命质量评估[J]．南方医科大学学报，2010，30（9）：2089-2092.

[57] 陈正，张磊．胰肾联合移植尸体供者器官获取质量控制标准[J]．武汉大学学报（医学版），2021，42（2）：228-232.

[58] 石炳毅，郑树森，刘永锋．中国器官移植临床诊疗指南（2017版）[M]．北京：人民卫生出版社，2017.

[59] 陈正．胰肾联合移植现状及焦点问题[J]．中华器官移植杂志，2020，41（9）：513-515.

[60] 曾丽娟，张伟婷，方佳丽，等．胰肾联合移植术后病人生活质量现状及影响因素分析[J]．护理研究，2022，36（6）：999-1003.

[61] 张磊，陈正，马俊杰，等．同侧胰肾联合移植40例临床经验总结[J]．中华器官移植杂志，2019，40（5）：266-271.

[62] WANG L M，GAO P，ZHANG M，et al．Prevalence and Ethnic Pattern of Diabetes and Prediabetes in China in 2013[J]．JAMA，2017，317（24）：2515-2523.

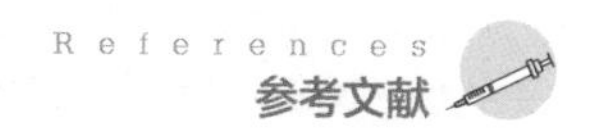

[63] KALANTAR-ZADEH K，JAFAR T H，NITSCH D，et al. Chronic kidney disease[J]. Lancet，2021，398（10302）：786-802.

[64] JOSEPH J T，BAINES L S，MORRIS M C，et al. Quality of life after kidney and pancreas transplantation：a review[J]. Am J Kidney Dis，2003，42（3）：431-445.

[65] LANGENBACH M，STIPPEL D，BECKURTS K T，et al. How do patients experience their body after simultaneous pancreas-kidney transplantation? [J]. Z Psychosom Med Psychother，2004，50（1）：86-102.

[66] RAMIREZ-SANDOVAL J C，MADERO M. Treatment of Hyperuricemia in Chronic Kidney Disease[J]. Contrib Nephrol，2018，192：135-146.

[67] TRUBY L K，ROGERS J G. Advanced Heart Failure：Epidemiology，Diagnosis，and Therapeutic Approaches[J]. JACC Heart Fail，2020，8（7）：523-536.

[68] DI PALO K E，BARONE N J. Hypertension and Heart Failure：Prevention，Targets，and Treatment[J]. Heart Fail Clin，2020，16（1）：99-106.

[69] BONNER R，ALBAJRAMI O，HUDSPETH J，et al. Diabetic Kidney Disease[J]. Prim Care，2020，47（4）：645-659.

[70] KIM S M，JUNG J Y. Nutritional management in patients with chronic kidney disease[J]. Korean J Intern Med，2020，35（6）：1279-1290.

[71] LEE J F，BERZAN E，SRIDHAR V S，et al. Cardiorenal Protection

in Diabetic Kidney Disease[J]. Endocrinol Metab（Seoul），2021，36（2）：256-269.

[72] SHLIPAK M G，TUMMALAPALLI S L，BOULWARE L E，et al. The case for early identification and intervention of chronic kidney disease：conclusions from a Kidney Disease：Improving Global Outcomes（KDIGO）Controversies Conference[J]. Kidney Int，2021，99（1）：34-47.

[73] OKA S，ONO K，NOHGAWA M. Cytomegalovirus reactivation triggers the late onset of hyperthyroidism after autologous peripheral blood transplantation[J]. Leuk Res Rep，2019，11：5-7.

[74] AITHAL G P，WATKINS P B，ANDRADE R J，et al. Case definition and phenotype standardization in drug-induced liver injury[J]. Clin Pharmacol Ther，2011，89（6）：806-815.

[75] USUI J，YAMAGATA K，IMAI E，et al. Clinical practice guideline for drug-induced kidney injury in Japan 2016：digest version[J]. Clin Exp Nephrol，2016，20（6）：827-831.

[76] REZAEE-ZAVAREH M S，AJUDANI R，RAMEZANI BINABAJ M，et al. Kidney Allograft Stone after Kidney Transplantation and its Association with Graft Survival[J]. Int J Organ Transplant Med，2015，6（3）：114-118.

[77] LI C M，SHANG T，TIAN L，et al. Short-Term Outcomes Using a Drug-Coated Balloon for Transplant Renal Artery Stenosis[J]. Ann Transplant，2018，23：75-80.

[78] ZHANG P P，YE Q F，WAN Q Q，et al. Mortality predictors

in recipients developing acute respiratory distress syndrome due to pneumonia after kidney transplantation[J]. Ren Fail，2016，38（7）：1082-1088.

[79] MARGREITER C，RESCH T，OBERHUBER R，et al. Combined pancreas-kidney transplantation for patients with end-stage nephropathy caused by type-2 diabetes mellitus[J]. Transplantation，2013，95（8）：1030-1036.

[80] SAMPAIO M S，KUO H T，BUNNAPRADIST S. Outcomes of simultaneous pancreas-kidney transplantation in type 2 diabetic recipients[J]. Clin J Am Soc Nephrol，2011，6（5）：1198-1206.

[81] SINGH N，PARSONS R，LENTINE K L，et al. Simultaneous Pancreas-kidney Transplantation for Type 2 Diabetes Mellitus[J]. Transplantation，2021，105（8）：e91-e92.

[82] GOPAL J P，DOR F J，CRANE J S，et al. Anticoagulation in simultaneous pancreas kidney transplantation - On what basis? [J]. World J Transplant，2020，10（7）：206-214.

[83] MINODA A M，FERREIRA F D S，SANTOS K D R，et al. Pancreas-kidney transplantation：what every radiologist should know[J]. Radiol Bras，2021，54（4）：270-276.

[84] ZHANG L，CHEN Z，LAI X Q，et al. The homolateral simultaneous pancreas-kidney transplantation：a single-center experience in China[J]. Ann Transl Med，2019，7（22）：629.

[85] HAU H M，JAHN N，RADEMACHER S，et al. The Value of Graft Implantation Sequence in Simultaneous Pancreas-Kidney

Transplantation on the Outcome and Graft Survival[J]. J Clin Med, 2021, 10(8): 1632.

[86] ESMEIJER K, HOOGEVEEN E K, VAN DEN BOOG P J M, et al. Superior Long-term Survival for Simultaneous Pancreas-Kidney Transplantation as Renal Replacement Therapy: 30-Year Follow-up of a Nationwide Cohort[J]. Diabetes Care, 2020, 43(2): 321-328.

[87] CRESPO N V, CUBILLANA P L, LÓPEZ GONZÁLEZ P A, et al. Simultaneous pancreas-kidney transplantation: Early complications and long-term outcomes - a single-center experience[J]. Can Urol Assoc J, 2022, 16(7): e357-e362.

[88] KANDASWAMY R, STOCK P G, MILLER J, et al. OPTN/SRTR 2019 Annual Data Report: Pancreas[J]. Am J Transplant, 2021, 21: 138-207.

[89] CAO Y, LIU X L,LAN X Y, et al. Simultaneous pancreas and kidney transplantation for end-stage kidney disease patients with type 2 diabetes mellitus: a systematic review and meta-analysis[J]. Meta-Analysis, 2022, 407(3): 909-925.

[90] ISLA PERA P, MONCHO VASALLO J, GUASCH ANDREU O, et al. Impact of simultaneous pancreas-kidney transplantation: patients' perspectives[J]. Patient Prefer Adherence, 2012, 6: 597-603.

缩略词表

缩略词表

ATG	Antithymocyte Globulin	抗胸腺细胞球蛋白
AUC	Area Under the Curve	曲线下面积
BKV	Bovine Kobu Virus	BK病毒
BMI	Body Mass Index	体重指数
CDC	Complement Dependent Cytotoxicity	补体依赖细胞毒试验
CITR	Collaborative Islet Transplant Registry	胰岛移植协作登记处
CKD	Chronic Kidney Disease	慢性肾脏病
CMV	Cytomegalovirus	巨细胞病毒
CNI	Calcineurin Inhibitor	钙调磷酸酶抑制剂
COTDF	China Organ Transplantation Development Foundation	中国器官移植发展基金会
COTRS	China Organ Transplant Response System	中国人体器官分配与共享计算机系统
CsA	Cyclosporine A	环孢素
CTA	Chronic Transplant Arteriopathy	慢性移植物动脉血管病
CYP3A5	Cytochrome P450 3A5	细胞色素P450 3A5
DAA	Direct-Acting Antiviral Agents	直接抗病毒药物

DBCD	Donation after Brain Death Plus Cardiac Death	脑-心双死亡标准器官捐献
DBD	Donation after Brain Death	脑死亡器官捐献
DCD	Donation after Cardiac Death	心脏死亡器官捐献
DFPP	Double Filtration Plasmapheresis	双重滤过血浆置换
DKD	Diabetic Kidney Disease	糖尿病肾病
DNA	Deoxyribonucleic Acid	脱氧核糖核酸
DPP-4	Dipeptidyl Peptidase-4	二肽基肽酶
DSA	Donor Specific Antibody	供体特异性抗体
eGFR	Estimated Glomerular Filtration Rate	预估肾小球滤过率
EPO	Erythropoietin	促红细胞生成素
FPG	Fasting Plasma Glucose	空腹血糖
FK506	Tacrolimus	他克莫司
GLP-1	Glucagon-Like Peptide-1	胰高血糖素样肽-1
Hb	Hemoglobin	血红蛋白
HbA1c	Glycosylated Hemoglobin	糖化血红蛋白
HCMV	Human Cytomegalovirus	人巨细胞病毒
HLA	Human Leucocyte Antigen	人类白细胞抗原
HUA	Hyperuricemia	高尿酸血症
IBMIR	Instant Blood-Mediated Inflammatory Reaction	立即经血液介导炎症反应

IDF	International Diabetes Federation	国际糖尿病联盟
IFG	Impaired Fasting Glucose	空腹血糖受损
IGT	Impaired Glucose Tolerance	糖耐量减低
IPTR	International Pancreas Transplant Registry	国际胰腺移植登记机构
IVIG	Intravenous Immunoglobulin	静脉注射免疫球蛋白
KDIGO	Kidney Disease: Improving Global Outcomes	改善全球肾脏病预后组织
mNGS	Metagenomics Next-Generation Sequencing	宏基因组二代测序技术
MMF	Mycophenolate Mofetil	吗替麦考酚酯
NYHA	New York Heart Association	美国纽约心脏病学会
OKT3	CD3 Monoclonal Antibody	CD3单克隆抗体
OPTN/SRTR	Organ Procurement and Transplantation Network and Scientific Registry of Transplant Recipients	美国国家器官获取和移植网络/移植受者科学登记处
PE	Plasma Exchange	血浆置换
PET-CT	Positron Emission Tomography-Computed Tomography	正电子发射计算机断层显像
PKT	Pancreas Kidney Transplantation	胰肾联合移植
PPG	Postprandial Glucose	餐后血糖
PRA	Panel Reactive Antibody	群体反应性抗体

PTLD	Post Transplant Lymphoproliferative Disorder	移植后淋巴增殖性疾病
SGLT2	Sodium-Dependent Glucose Transporters 2	钠-葡萄糖协同转运蛋白2
SUA	Serum Uric Acid	血尿酸
TZDs	Thiozolidinediones	噻唑烷二酮类化合物
WHO	World Health Organization	世界卫生组织

附录2 胰肾联合移植临床技术规范（2020版）

本附录所载文章为最新版的胰肾联合移植临床技术规范，发表在《器官移植》期刊上，特影印于此，以供读者参考。

第11卷 第3期 2020年5月 器官移植 Organ Transplantation Vol. 11 No. 3 May 2020

·诊疗规范·

胰肾联合移植临床技术规范（2020版）

中华医学会器官移植学分会

【摘要】 为了进一步规范胰肾联合移植临床技术，中华医学会器官移植学分会组织器官移植学专家从糖尿病肾病分型诊断，胰肾联合移植适应证和禁忌证、手术及外科并发症、免疫抑制方案、排斥反应、病理、术后复发性糖尿病、受者随访等方面，制订本规范。

【关键词】 胰肾联合移植；糖尿病肾病；复发性糖尿病；肾小球滤过率；外科并发症；免疫抑制剂；排斥反应；随访

【中图分类号】 R617，R587.1 【文献标志码】 A 【文章编号】 1674-7445（2020）03-0003-12

Clinical technical specification for combined pancreas-kidney transplantation（2020 edition）

Branch of Organ Transplantation of Chinese Medical Association. Tianjin First Central Hospital, Tianjin 300192, China

Corresponding authors: Shi Bingyi, Email:shibingyi666@126.com

Fu Yingxin, Email: fuyingxin@vip.163.com

【Abstract】 In order to further standardize the clinical techniques for combined pancreas-kidney transplantation, organ transplant specialists under the arrangement of Branch of Organ Transplantation of Chinese Medical Association have formulated this criterion from the aspects of diabetic kidney disease typing diagnosis, indications and contraindications of combined pancreas-kidney transplantation, surgery and surgical complications, immunosuppression programs, rejection, pathology, postoperative recurrent diabetes, follow-up of recipients, etc.

【Key words】 Combined pancreas-kidney transplantation; Diabetic kidney disease; Recurrent diabetes; Glomerular filtration rate; Surgical complication; Immunosuppressant; Rejection; Follow-up

1 糖尿病肾病分型诊断

随着我国城市化和和人口老龄化，人们生活方式的改变，糖尿病发病率不断升高，从1980年的0.67%升高到2013年的10.40%[1-2]。目前国际通用的诊断标准和分类是世界卫生组织（World Health Organization，WHO）1999年标准[3-4]。

1.1 糖尿病分型

1.1.1 1型糖尿病 以胰岛β细胞破坏为主，常导致胰岛素绝对缺乏，可分为免疫介导性和特发性。

1.1.2 2型糖尿病 以胰岛素抵抗为主，伴胰岛素相对不足，或主要以胰岛素分泌缺陷为主，伴或不伴胰岛素抵抗。

1.1.3 特殊类型糖尿病 （1）胰岛β细胞功能遗传性缺陷；（2）胰岛素作用遗传性缺陷：A型胰岛素抵抗、妖精貌综合征、Rabson-Mendenhall综合征、脂肪萎缩型糖尿病及其它；（3）胰腺外分泌疾病：胰腺炎、胰腺创伤或切除术后、胰腺肿瘤、胰腺囊性纤维化、

DOI: 10.3969/j.issn.1674-7445.2020.03.003

基金项目：国家自然科学基金（81570680、81571555、81970654）

执笔作者单位：300192 天津市第一中心医院（付迎欣、王振、赵杰）

通信作者：石炳毅，男，1951年生，教授，主任医师，研究方向为器官移植临床与基础免疫学，Email:shibingyi666@126.com；付迎欣，1978年生，博士，主任医师，研究方向为肾移植及胰腺移植，Email：fuyingxin@vip.163.com

血色病、纤维钙化性胰腺病及其它；（4）内分泌疾病：肢端肥大症、库欣综合征、胰高血糖素瘤、嗜铬细胞瘤、甲状腺功能亢进症、生长抑素瘤、醛固酮瘤及其他；（5）药物或化学品所致糖尿病：杀鼠剂N-3吡啶甲基N-P硝基苯尿素（Vacor）、喷他脒、烟酸、糖皮质激素（激素）、甲状腺激素、二氮嗪、β-肾上腺素能激动剂、噻嗪类利尿药、苯妥英钠、α-干扰素及其他；（6）感染：先天性风疹、巨细胞病毒（cytomegalovirus，CMV）感染及其他；（7）不常见的免疫介导性糖尿病：僵人综合征、胰岛素自身免疫综合征、抗胰岛素受体抗体及其他；（8）其他与糖尿病相关遗传综合征：Down综合征、Turner综合征、Wolfram综合征、Friedreich共济失调、强制性肌营养不良、卟啉病及其他。

1.1.4 *妊娠期糖尿病* 妊娠前糖代谢正常或有潜在糖耐量减退、妊娠期才出现或确诊的糖尿病。

1.2 糖尿病肾病的临床分期

糖尿病肾病（diabetic kidney disease，DKD）指由糖尿病导致的慢性肾脏疾病，是糖尿病主要的微血管并发症之一。DKD是指慢性高血糖所致的肾脏损害，病变可累及肾小球、肾小管、肾间质、肾血管等。临床以持续性蛋白尿和（或）肾小球滤过率（glomerular filtration rate，GFR）进行性下降为主要特征，可进展为终末期肾病。

DKD临床分期推荐使用2012年改善全球肾脏病预后组织（Kidney Disease: Improving Global Outcomes, KDIGO）指南中的病因-肾小球滤过率-蛋白尿（cause- GFR-albuminuria，CGA）分期（表1），G代表肾小球滤过率分期，A代表尿蛋白排泄分期，用G1~5期、A1~3期表示[5]。

1.3 糖尿病肾病的病理学分期

糖尿病肾病的病理学分期推荐参考2010年肾脏病理学会（Renal Pathology Society，RPS）制定的DKD肾小球病理学分级标准（表2）[4]。

2 胰肾联合移植适应证和禁忌证

2.1 胰肾联合移植适应证

2.1.1 *1型糖尿病* （1）糖尿病并发肾衰竭；（2）合并糖尿病单纯肾移植后移植肾衰竭[6-10]。

2.1.2 *2型糖尿病* （1）年龄<60岁；（2）体质量

表1 糖尿病肾病的临床分期

Table 1 Clinical stage of diabetic kidney disease

GFR			白蛋白尿分期		
分期		数值 mL/(min·1.73m²)	A1期 ACR①<30 mg/g	A2期 ACR30~300 mg/g	A3期 ACR>300 mg/g
G1	正常	≥90	低危	中危	高危
G2	轻度降低	60~89	低危	中危	高危
G3a	轻到中度降低	45~59	中危	高危	极高危
G3b	中到重度降低	30~44	高危	极高危	极高危
G4	重度降低	15~29	极高危	极高危	极高危
G5	肾衰竭	15	极高危	极高危	极高危

注：①ACR为尿白蛋白与肌酐比值。

表2 DKD肾小球病理学分级标准

Table 2 DKD glomerular pathological grading criteria

分级	描述	标准
Ⅰ	单纯肾小球基底膜增厚	光学显微镜下显示无或轻度特异性改变；电子显微镜提示肾小球基底膜增厚；女性>395 nm，男性>430 nm（年龄≥9岁）；病理改变未达到Ⅱ、Ⅲ或Ⅳ级
Ⅱa	轻度系膜基质增宽	超过25%的肾小球有轻度系膜基质增宽，病理改变未达到Ⅲ、Ⅳ级
Ⅱb	重度系膜基质增宽	超过25%的肾小球有重度系膜基质增宽，病理改变未达到Ⅲ、Ⅳ级
Ⅲ	结节性硬化	1个以上结节性硬化；病理改变未达Ⅳ级
Ⅳ	晚期糖尿病肾小球硬化	总肾小球硬化率>50%，同时存在Ⅰ～Ⅲ级病理改变

指数（body mass index，BMI）<30 kg/m²；（3）胰岛素治疗有效；（4）肾衰竭[已透析或 GFR≤20 mL/(min·1.73 m²)]；（5）心脏和血管疾病发生的风险低；（6）医疗和饮食的依从性好[6-10]。

2.2 胰肾联合移植禁忌证

2.2.1 绝对禁忌证 （1）全身活动性感染（包括结核病、腹膜炎等）；（2）合并严重的心、肺、脑等重要器官的器质性病变，或一般情况差，不能耐受移植手术；（3）溃疡病未治愈；（4）活动性肝炎；（5）恶性肿瘤未治疗或治愈后未满 1 年者；（6）人类免疫缺陷病毒（human immunodeficiency virus，HIV）阳性；（7）难治性心力衰竭或左心室射血分数 <30%；（8）近期（<6 个月）心肌梗死；（9）呼吸系统功能不全；（10）进行性周围肢端坏死、卧床不起；（11）严重胃肠功能紊乱、不能服用免疫抑制剂；（12）伴有精神病或心理异常或依从性差；（13）嗜烟、酗酒或吸毒；（14）各种进展期代谢性疾病（如高草酸尿症等）[6,8,11-13]。

2.2.2 相对禁忌证 （1）年龄 <18 岁或 >60 岁；（2）近期视网膜出血；（3）有症状的脑血管或外周血管病变；（4）过度肥胖或超过标准体质量 150%（BMI>30 kg/m²）；（5）乙型肝炎表面抗原阳性或丙型肝炎抗体阳性而肝功能正常者；（6）严重主动脉、髂动脉和（或）外周血管病变；（7）癌前病变[6,8,11-13]。

如有下列情况应视为胰液膀胱引流术式的禁忌证[6]：（1）未治愈的严重尿道感染；（2）下尿道狭窄病史；（3）糖尿病晚期损害引起严重的神经性膀胱排尿功能障碍、膀胱挛缩或膀胱扩张，膀胱残余尿测定 >100 mL。

3 胰肾联合移植手术及外科并发症

3.1 手术方式

3.1.1 同侧胰肾联合移植 （1）静脉吸入复合麻醉，麻醉后平卧位。（2）取腹部正中或右侧经腹直肌切口。（3）进入腹腔并探查，行阑尾切除术。（4）游离右侧髂外动、静脉。（5）移植胰腺及移植肾动脉重建：①取供者“Y”形髂动脉，移植胰腺肠系膜上动脉和腹腔动脉（或脾动脉）的 Carrel 片与供者髂外动脉端端吻合，髂内动脉与移植肾动脉端端吻合，髂总动脉与受者髂外动脉端侧吻合[9,14]，作为移植肾及胰腺的共同动脉开口；②移植胰腺肠系膜上动脉和腹腔动脉（或脾动脉）的 Carrel 片通过供者髂外动脉搭桥，吻合于受者髂外动脉。（6）移植肾植入同单独肾移植，移植肾置于腹膜外。（7）内分泌回流方式[14-17]：①门静脉回流，移植胰腺门静脉直接吻合于受者肠系膜上静脉，供者髂动脉 Y 型移植物通过肠系膜开孔吻合于受者髂外动脉；②体静脉回流，与髂总静脉分叉处上方游离下腔静脉前壁或右侧髂静脉，移植胰腺门静脉吻合于受者腔静脉前壁或髂静脉。（8）外分泌引流方式[9,18-19]：①膀胱引流术式采用十二指肠膀胱吻合术（图 1）；②肠道引流术式，吻合部位可选择方便操作的邻近小肠，通常选取距回盲部 45~60 cm 回肠与供十二指肠行侧侧吻合（图 1）。（9）关腹前，肠道吻合口后方、胰周及盆腔放置外引流管。

3.1.2 不同侧胰肾联合移植 （1）静脉吸入复合麻醉，麻醉后平卧位。（2）取双侧髂窝“J”形或弧形切口。（3）左侧髂窝肾移植同单独肾移植。（4）右侧髂窝进入腹腔，游离右侧髂外动、静脉，胰腺外分泌采用膀胱引流时，可不入腹腔。（5）内分泌回流方式：①门静脉回流，移植胰腺门静脉直接吻合于受者肠系膜上静脉；②体静脉回流，移植胰腺门静脉吻合于受者腔静脉前壁或髂静脉。（6）移植胰腺动脉重建：移植胰腺肠系膜上动脉和腹腔动脉（或脾动脉）的 Carrel 片通过供者髂外动脉搭桥，内分泌采用门静脉回流时搭桥动脉需通过肠系膜开孔吻合于受者髂外动脉。（7）外分泌引流方式：①膀胱引流术式采用十二指肠膀胱吻合术；②肠道引流术式，吻合部位可选择方便操作的邻近小肠，通常选取距回盲部 45~60 cm 回肠与供十二指肠行侧侧吻合。（8）关腹前，留置胰周、肾脏、肠道吻合口后方或盆腔外引流管。

3.2 外科并发症

3.2.1 出血 原因：（1）术中止血不彻底、血管未结扎或结扎线脱落；（2）抗凝治疗不当或凝血功能障碍；（3）局部感染；（4）移植胰腺炎；（5）排斥反应[6,20]。

治疗：迅速补液、及时输血，立即调整或停用抗凝血药，监测凝血功能、血红蛋白及生命体征变化。血量大、出血速度快或经输血等保守治疗无效时，应及时选择介入治疗或急诊手术探查[6,20]。

3.2.2 血栓形成 原因：（1）糖尿病受者凝血因子升高，内源性抗凝物质减少而处于高凝状态；（2）胰腺修整时切除脾脏，脾动脉残端结扎后血流易于瘀滞；（3）胰腺组织水肿；（4）移植物缺血 - 再灌注损伤；（5）移植胰腺炎；（6）移植物排斥反应；（7）移植物血管扭曲受压[7,21-22]。

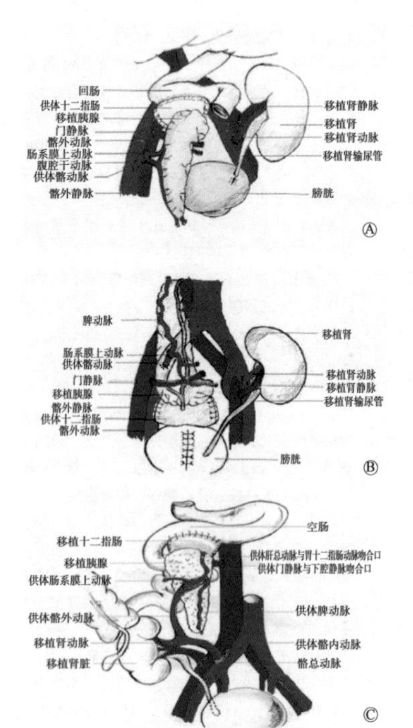

A图示体静脉回流肠道引流术式；B图示体静脉回流膀胱引流术式；C图示同侧胰肾体静脉回流肠道引流术式

图1　胰肾联合移植手术方式示意图

Figure 1　Schematic diagram of the operation of combined pancreas-kidney transplantation

处理：早期部分血栓形成可溶栓或抗凝治疗。完全栓塞应尽早手术探查，如探查移植物颜色尚可，切开静脉取出血栓，重新吻合或二次灌注后重新吻合；如移植物呈紫黑色，则应切除[6,20-21]。

3.2.3 *移植胰腺炎*　原因：主要与手术损伤、缺血-再灌注损伤、肠液或尿液反流、排斥反应、进食不当、感染等因素有关[6,20,22]。

处理：移植术后禁食，留置胃管减压，胰液膀胱引流术式需留置导尿管；早期采用全胃肠外营养，逐渐过渡到正常饮食；抑制胰腺外分泌，可选用生长抑素或奥曲肽，并可联用蛋白酶抑制药如抑肽酶、加贝酯；如保守治疗无效或怀疑出血坏死性胰腺炎时，应及早手术，必要时行移植胰腺切除[6,20,22]。

3.2.4 *胰漏与胰瘘*　原因：供胰修整时胰腺实质损伤、吻合口张力过大、移植胰腺炎、排斥反应、移植胰腺组织坏死、感染[6,23-24]。

处理：及时引流移植胰腺周围积液、控制局部感染，加用生长抑素或奥曲肽，瘘道完善的情况下可以放置黎氏管持续冲洗负压吸引，膀胱引流术式留置Foley导尿管。长期不愈者，应做瘘道或膀胱造影详细了解瘘口位置，做瘘道的根治性切除并做瘘口修补[6,23-24]。

3.2.5 *代谢性酸中毒及泌尿系统感染*　原因：膀胱引流术式最常见的并发症，由于碱性液体随尿液排出导致。

处理：术后早期一般应静脉注射碳酸氢钠纠正代谢性酸中毒，无症状的轻度代谢性酸中毒可口服碳酸氢钠或乙酰唑胺，多数可纠正。对保守治疗难以纠正的严重代谢紊乱，需再次手术改为胰腺空肠引流术式[6,23]。泌尿系统感染患者应明确病因，根除病原体、控制症状、去除诱发因素，预防再发。根据尿培养及药敏试验结果，结合临床疗效选用肾功能损害小的药物，同时需要注意避免细菌耐药及耐药菌的产生。

3.2.6 *淋巴漏*　原因：髂血管、下腔静脉周围淋巴管术中漏扎或结扎处断落。

处理：淋巴液量不多时，保持引流通畅。对有症状的囊肿，可行经皮穿刺引流。在反复穿刺无效的情况下，可从腹膜上“开窗”进行内引流[6,20]。

3.2.7 *腹腔感染*　原因：（1）术后免疫抑制剂用量较大；（2）供者来源性感染；（3）术后并发胰腺炎、胰漏等引起继发感染。

处理：选用广谱抗生素，待病原学结果回报后，给予对因治疗；积极治疗胰腺炎、胰漏等，引流腹腔积液，保持引流通畅；若保守治疗效果差，感染持续存在的情况下，可考虑行剖腹探查术清除感染灶[6,24]。

3.2.8 *尿　漏*　原因：输尿管膀胱吻合口张力大或吻合不良；缺血性输尿管坏死；输尿管壁损伤；术后早期膀胱过度扩张。

处理：保守治疗，留置尿管，保持尿液通畅引流；移植肾穿刺造瘘适合肾盂扩张患者，并可行肾盂输尿管膀胱造影明确诊断确定尿漏部位；经过充分引流和减压后仍有尿漏，需要手术治疗[20]。

4 胰肾联合移植免疫抑制方案

胰肾联合移植受者免疫抑制方案分为围手术诱导期与维持期的方案。

4.1 围手术诱导期免疫抑制方案

目前主张对胰肾联合移植受者进行免疫诱导治疗[6,25-26]。

常用的诱导药物分为两大类：（1）多克隆抗体，包括抗胸腺细胞球蛋白（antithymocyte globulin，ATG）或抗人 T 细胞免疫球蛋白（anti-human T lymphocyte immunoglobulin，ALG）；（2）单克隆抗体（单抗），即抗 CD52 单抗［阿伦单抗（alemtuzumab）］、抗 CD25 长效单抗［巴利昔单抗（basiliximab）和达利珠单抗（dacizumab）］。

目前胰肾联合移植的免疫诱导治疗以多克隆抗体为主[25,27]。术前免疫低危或既往存在肝脏、肾脏等实体器官移植病史长期服用免疫抑制剂的胰肾联合移植受者，结合术前致敏或免疫状态以及人类白细胞抗原（human leukocyte antigen，HLA）错配率，可有选择性地使用巴利昔单抗。免疫高危受者，首选多克隆抗体 ATG，也可选用阿伦单抗[6,25]。

免疫诱导剂使用前需常规使用甲泼尼龙（500 mg）。使用多克隆抗体作为免疫诱导时，根据受者致敏状态、原发病及病情，可酌情采用减激素方案（甲泼尼龙 80 mg）。术后第 1~3 日，继续给予甲泼尼龙 500 mg，或酌情逐渐减量。术后第 4 日减至 250 mg，于术后第 6 日改为口服泼尼松 20 mg；或术后第 4 日直接更改为口服泼尼松 20 mg。术后早期，血糖难以控制时，泼尼松用量可以更低或短期停用。

多克隆抗体应在手术开始前 4 h 静脉滴注，且在移植肾血流开放前输注完毕。输注过程因严格限制低速，监测患者生命体征，尤其需要监测血氧饱和度，避免或及时发现过敏反应，必要时停止输注。

4.2 维持期免疫抑制治疗

胰肾联合移植维持期时间界定及常用的免疫抑制剂与肾移植基本相同。常用药物包括他克莫司（tacrolimus，FK506）、环孢素（ciclosporin，CsA）、吗替麦考酚酯（mycophenolate mofetil，MMF）、咪唑立宾、硫唑嘌呤、西罗莫司、来氟米特等。

钙调磷酸酶抑制剂（calcineurin inhibitor，CNI）是胰肾联合移植的基础免疫抑制剂，多采用三联用药方案。其中，FK506+MMF+ 激素是最常见的维持免疫抑制方案[27]。

术后第 1 日，开始加用 FK506，根据血象情况，酌情加用 MMF。需密切监测 FK506 血药浓度，并根据血药浓度及时调整用量。胰肾联合移植术后早期，FK506 血药浓度需每周 2 次检测，血药浓度维持在 8~10 ng/mL。根据移植肾及胰腺功能状态，FK506 血药浓度术后 2~4 周可延长至每周 1 次检测，术后 3 个月延长至每 2~3 周 1 次，半年后每 3~4 周检测 1 次。

若 FK506 血药浓度偏低且加大剂量后仍无法达到目标浓度，可加用能升高血药浓度的辅助药物或更换 CNI 种类。胰肾联合移植术后远期患者，在移植肾及胰腺功能稳定情况下，可考虑更换 FK506 缓释剂型。

当出现药物相关不良反应（如肾毒性）时，可考虑将 FK506 转换为 CsA 和（或）西罗莫司，MMF 转换为咪唑立宾、硫唑嘌呤或西罗莫司[25-26,28]。

目前，激素在维持免疫抑制方案中的使用逐步减少[27]，当移植后出现血糖升高，且辅以运动、饮食调整难以控制者，尤其是原发病为 2 型糖尿病者，可考虑减少激素用量或者在随访过程中逐渐撤除激素。但曾发生过急性排斥反应、胃肠道不能耐受 MMF、因严重感染等原因已停用 MMF 者，不宜撤除激素[29]。

免疫抑制方案及药物剂量的选择应根据患者的年龄、药代动力学、血药浓度、致敏状态、HLA 配型、并发症、移植肾及胰腺功能状态、排斥反应的发生情况、全身情况以及经济状况等多种因素制定个体化方案。如需改变免疫抑制方案，应密切监测移植物功能变化。

5 胰肾联合移植排斥反应

胰肾联合移植排斥反应的发生率仅为 13.7%[27]，与单独肾移植相似，但无论是诊断或治疗，都更为复杂和困难。胰肾联合移植的排斥反应，按移植物可分为移植肾的排斥反应、移植胰腺的排斥反应以及移植肾和移植胰腺同时或相继发生的排斥反应。移植肾排斥反应同单独肾移植。胰腺排斥反应参考胰腺移植临床技术操作规范。

移植胰腺及肾脏来自同一供者，移植肾排斥反应在临床表现上通常早于移植胰腺。移植肾功能可作为胰腺早期排斥反应的监测指标，诊断有赖于病理活组织检查（活检）。胰肾联合移植排斥反应按排斥反应类型可分为超急性、急性、慢性排斥反应。

5.1 超急性排斥反应

5.1.1 *临床表现及辅助检查* 多发生于移植胰腺恢复血流 24 h 内，可与移植肾超急性排斥反应同时发生。移植胰腺呈紫褐色，花斑状，质软，无血管搏动，胰液分泌减少或停止。患者可出现移植胰腺区胀痛、明显压痛，胰腺周围血性引流液增多，可伴有高热、寒战等反应[7,14]。超声检查提示移植胰腺体积肿大，内部结构欠清晰，血流明显减少或消失。血糖急剧升高，血淀粉酶升高，如出现血淀粉酶急骤下降，提示移植胰腺广泛微血栓形成。

5.1.2 *诊　断* 根据临床表现诊断超急性排斥反应，确诊有赖于病理活检。

5.1.3 *治　疗* 目前尚无有效的治疗方法，需切除移植胰腺。

5.2 急性排斥反应

5.2.1 *临床表现及辅助检查* 可首先出现或仅表现为移植肾排斥反应表现，如血清肌酐升高，尿少，体质量增加，发热，血压升高，移植肾肿大、压痛等。胰腺排斥反应的表现通常晚于肾脏表现，且多为血糖或血淀粉酶升高，空腹胰岛素和 C 肽水平下降。膀胱引流术式患者，尿淀粉酶下降早于血糖升高，如 12 h 或 24 h 尿淀粉酶下降 50% 或更多，或较基线下降 50% 或更多，提示排斥反应可能[6,13,30-32]。超声检查显示移植肾肿大，血流阻力指数高；胰腺排斥反应时超声可无特征性表现，如出现胰腺体积增大，血流阻力指数升高，往往提示排斥反应较为严重。

5.2.2 *诊　断* 明确诊断需行病理活检。优先行移植肾穿刺活检，必要时行移植胰腺活检，膀胱引流术式患者可行膀胱镜下十二指肠黏膜活检[33-34]。结合病理、供体特异性抗体（donor specific antibody，DSA）及临床表现诊断 T 细胞介导排斥反应（T cell-mediated rejection，TCMR）、抗体介导的排斥反应（antibody-mediated rejection，AMR）或混合性排斥反应。病理诊断标准参照 2017 年肾移植排斥反应 Banff 标准及 2015 年胰腺排斥反应 Banff 标准[35-36]。

5.2.3 *治　疗* 仅存在移植肾排斥反应表现，可疑胰腺排斥反应，则以移植肾排斥反应治疗为主。明确存在移植肾及胰腺排斥反应，根据病理评分及分级选择如下：（1）调整免疫抑制方案，如转换其它免疫抑制剂或加大剂量；（2）甲泼尼龙 500~1 000 mg 冲击治疗连用 3~4 d；（3）耐激素类型或严重急性细胞介导的排斥反应可采用 ATG 治疗；（4）可疑或明确诊断的 AMR 可采用 ATG 治疗，血浆置换、双重血液滤过或免疫吸附，静脉注射用免疫球蛋白（intravenous immunoglobulin，IVIG）抑制抗体，利妥昔单抗（抗 CD20 抗体）清除 B 淋巴细胞，硼替佐米诱导浆细胞凋亡，减少抗体产生。

5.3 慢性排斥反应

5.3.1 *临床表现及辅助检查* 发生于移植术后半年或 1 年以后。移植胰腺排斥反应常继发于移植肾排斥反应之后，少数患者可移植肾功能稳定或正常时发生。可伴有发热及移植胰腺触痛，血淀粉酶和血清肌酐升高，胰岛素及 C 肽水平下降，血糖缓慢升高[6,13,30-32]。超声检查表现为移植胰腺萎缩，灌注差。

5.3.2 *诊　断* 慢性排斥反应的确诊依赖于病理活检。

5.3.3 *治　疗* 慢性排斥反应的治疗效果不佳，以预防、减少危险因素为主。

6 胰肾联合移植病理

6.1 病理诊断的方法

移植肾活检同单独移植肾活检方法相同。目前可行的胰腺活检方法包括经皮超声或 CT 引导下穿刺活检、开放式活检、腹腔镜活检、内窥镜下活检[33-34]。

活检的原则：首先考虑经皮活检；其次根据胰腺外分泌引流方式不同，膀胱引流胰肾联合移植可选择经膀胱镜的十二指肠或移植胰腺活检，肠道引流胰肾联合移植可采用十二指肠镜下活检[33-34]；再次选择腹腔镜活检；最后选择开放式活检。

6.2 病理类型

6.2.1 *移植肾排斥反应* 同单独肾移植。

6.2.2 *移植胰腺排斥反应* 参照 2015 年 Banff 标准，移植胰腺的排斥反应分为 AMR、TCMR 和慢性排斥反应[36]。

6.2.2.1 *抗体介导的排斥反应* AMR 的诊断需病理与临床相结合，包括 3 方面的依据：（1）急性组织损伤的组织学证据，包括胰腺组织结构混乱，炎症细胞浸润，毛细血管炎，动脉内膜炎，血栓形成，腺泡细胞损伤（肿胀、坏死）；（2）腺泡间质毛细血管内皮 C4d 染色阳性；（3）DSA 的血清学证据（HLA 或其他抗原）。

临床中，AMR 分为超急性 AMR、急性 AMR 和慢性活动性 AMR。

超急性 AMR 的病理特征为肉眼观可见移植胰腺迅速肿胀、充血，呈异常的鲜红色，镜下可见移植胰

腺内动脉、静脉及其分支管壁呈明显的纤维样坏死和管腔内广泛纤维素样血栓栓塞，胰腺间质明显出血、水肿和大量的中性粒细胞浸润，以及大片胰腺实质缺血性坏死。C4d 免疫组织化学（免疫组化）染色和 DSA 检测则可进一步明确诊断。

急性 AMR 的病理特征包括：（1）胰腺腺泡和腺泡间隔内的中性粒细胞、淋巴细胞和巨噬细胞浸润；（2）血管内膜炎，重度急性 AMR 可导致胰腺实质缺血性坏死或凝固性坏死；（3）腺泡细胞水肿、空泡变、凋亡和坏死。

急性 AMR 的病理分级包括：（1）Ⅰ级（轻度急性 AMR），结构保存良好，轻度单核 - 巨噬细胞或混合（单核 - 巨噬细胞或嗜中性粒细胞）浸润，伴有罕见的腺泡细胞损伤（肿胀、坏死）；（2）Ⅱ级（中度急性 AMR），所有组织结构存在单核 - 巨噬细胞或混合浸润、毛细血管扩张、毛细血管炎、动脉内膜炎、充血、多细胞腺泡细胞脱落、红细胞外渗；（3）Ⅲ级（重度急性 AMR），结构混乱，间质出血的背景中散布着炎症细胞浸润，多灶性和融合性实质性坏死，动脉和静脉壁坏死，透壁性坏死性动脉炎，血栓形成（排除其它原因导致的血栓形成）。

慢性活动性 AMR 的病理特征包括：（1）急性 AMR 的病理学表现，即炎症细胞浸润、血管炎和 C4d 阳性；（2）移植物慢性排斥反应的特征性表现，慢性移植物动脉血管病及其间质纤维化等；（3）除外急性细胞性排斥反应。

6.2.2.2 T 细胞介导排斥反应 急性 TCMR 的病理特征包括：（1）炎症细胞浸润，多数为单核细胞（淋巴细胞、B 细胞和巨噬细胞等），也可出现中性粒细胞、嗜酸性粒细胞。浸润的部位位于胰腺外分泌部的胰腺小叶间隔的纤维组织内、腺泡间和腺泡上皮内，以及各级胰腺导管上皮呈胰液导管上皮炎。（2）血管病变，动脉内膜炎、动脉炎或血管炎。

急性 TCMR 病理分级包括：（1）Ⅰ级（轻度急性 TCMR），活动性间隔炎症 [活动性淋巴细胞和（或）嗜酸性粒细胞] 涉及间隔结构，静脉炎（内皮下炎症细胞浸润和中隔静脉的内皮损伤），导管炎（上皮细胞炎症和导管损伤）和（或）局灶性腺泡炎（单个小叶内 2 个或更少），无或轻度腺泡细胞损伤。（2）Ⅱ级（中度急性 TCMR），多中心（并非融合或弥漫）腺泡炎（单个小叶内 3 个或更多）伴有散在（单发）腺泡细胞损伤或消失和（或）轻度的动脉内膜炎（伴有管腔狭窄 <25%）。（3）Ⅲ级（重度急性 TCMR），弥漫的腺泡炎伴有局灶性或弥漫性多细胞或融合腺泡细胞坏死和（或）中、重度的动脉内膜炎（管腔狭窄 >25%）和（或）透壁性坏死性动脉炎。

慢性活动性 TCMR 的病理特征具备急性 TCMR 的特征以及移植物慢性排斥反应的特征性表现，即慢性移植物动脉血管病及其间质纤维化。

6.2.2.3 慢性排斥反应 慢性排斥反应的病理特征包括：（1）慢性动脉病变：纤维内膜动脉增厚、管腔变窄，活动期可出现内膜下纤维性增生伴单核细胞浸润（T 细胞和巨噬细胞）。（2）慢性移植物纤维化。

慢性动脉病变病理分级：0 为阴性，管腔无狭窄；1 为轻度，管腔狭窄≤25%；2 为中度，管腔狭窄 26% ~50%；3 为重度，管腔狭窄≥50%。

慢性移植物纤维化病理分级：Ⅰ级（轻度），纤维间隔扩张，纤维化 <30%，但腺泡小叶已被侵蚀，轮廓不规则，中央小叶区正常；Ⅱ级（中度），纤维化占 30%~60%，外分泌性细胞萎缩累及周围大部分小叶（轮廓不规则）以及中央中小叶（单个腺泡间隔变薄）；Ⅲ级（重度），纤维化占 >60%，仅有个别腺泡组织或胰岛存在。

6.2.3 非排斥反应胰腺病理

6.2.3.1 移植胰腺血管栓塞 多发生于术后早期（2 周内），多与吻合后血流动力学紊乱有关。移植后期血管栓塞多与急、慢性排斥反应有关。病理特征：大体观察，静脉栓塞移植物水肿，暗红色甚至出血，动脉栓塞移植物呈灰白色。动静脉内可见血栓形成。镜下可见胰腺梗死改变，组织大致轮廓可，细胞结构消失 [34]。

6.2.3.2 胰腺炎 急性胰腺炎的临床表现为发热、移植物局部疼痛、血淀粉酶及血糖明显增高。血、尿淀粉酶骤然下降，胰液分泌量骤减，常提示胰腺广泛出血坏死，原因包括胰腺的保存和低温损伤、缺血 - 再灌注损伤、外科手术创伤、术后大量激素的应用以及感染等。病理特征：（1）水肿性，胰腺实质内局限性脂肪坏死灶，间质血管扩张出血、水肿伴中性粒细胞和巨噬细胞浸润；（2）坏死性，胰腺组织凝固性坏死，间质血管坏死伴继发性出血，脂肪组织坏死伴中性粒细胞和巨噬细胞浸润。

慢性胰腺炎是由持续的、反复发作的急性胰腺炎逐渐转变而来。病理特征：胰腺体积缩小，重量减轻，小叶结构紊乱，小叶间隔宽窄不一。胰腺常与周围器官和组织粘连而难以剥离。镜下，早期胰腺间质内以淋巴细胞为主的炎症浸润，间质纤维组织轻度增生，小叶内腺泡部分受累。晚期大量纤维组织增生，转化为瘢痕组织累及大多数小叶腺泡，多数腺泡为纤维组织取代，多数胰岛萎缩消失。

CMV感染性胰腺炎的病理特征：胰腺间质内淋巴细胞浸润，可在血管内皮细胞以及导管上皮细胞内形成CMV包涵体，在局灶性坏死灶内可见少数中性粒细胞浸润。

6.2.3.3 *移植后胰岛炎与糖尿病复发* 胰腺移植后糖尿病复发表现为移植胰腺胰岛炎，发病机制可能与导致糖尿病的自身免疫性抗体有关。

根据胰岛内炎症细胞浸润数量，病理分级分为轻、中、重度：轻度，每个胰岛内浸润的炎症细胞<10个；中度，每个胰岛内浸润的炎症细胞为11~55个；重度，每个胰岛内浸润的炎症细胞>55个。

免疫组化：胰岛素分泌细胞减少或消失，胰高血糖素分泌细胞则基本正常，即胰岛素/胰高血糖素比值（ratio of insulin/glucagon，I/G）明显降低，I/G<1则可作为移植胰腺复发性糖尿病胰岛炎的组织学诊断依据之一。

6.2.3.4 *移植后淋巴组织增生性疾病* 移植后淋巴组织增生性疾病（posttransplant lymphoproliferative disease，PTLD）通常发生于移植胰腺原位，也有发生于移植胰腺以外的消化道以及中枢神经系统。绝大多数PTLD的肿瘤组织中均可呈爱泼斯坦-巴尔病毒（Epstein-Barr virus，EBV）阳性。

病理特征：（1）单形性PTLD淋巴瘤，组织学表现为胰腺实质内大量单一的、异型性B细胞表型阳性的淋巴细胞浸润，同时可有不规则灶状坏死；（2）多形性PTLD淋巴瘤的细胞为不同分化阶段的B细胞，其中异型性细胞占10%~70%。

6.2.3.5 *移植十二指肠病理* 移植十二指肠病理表现为排斥反应、感染和缺血并发症。

排斥反应：通常与移植胰腺保持一致，早期排斥反应特点为固有层淋巴细胞浸润加重，伴有显著的上皮层坏死，可累及黏膜下层和平滑肌、固有肌层。中、重度排斥反应可见血管内膜炎和血管炎。重度排斥反应出现绒毛彻底消失，上皮层广泛消失。

感染：CMV感染最常见，常在黏膜下层十二指肠腺体内发现，可累及十二指肠内任意类型细胞，以上皮细胞和内皮细胞显著。CMV感染细胞体积显著增大，有特异性核、浆包涵体，核包涵体嗜酸深染、核周透明或有空晕，浆包涵体嗜碱、呈颗粒状。

7 胰肾联合移植术后复发性糖尿病

7.1 定义及分型

胰肾联合移植术后复发性糖尿病定义为移植术后无排斥反应状态下重新启用胰岛素或降糖药物[28]。与术前受者的糖尿病分型相似，胰肾联合移植术后复发性糖尿病可分为自身免疫型和胰岛素抵抗型。

7.2 临床特点

自身免疫型糖尿病的临床主要表现为无排斥反应状态下的C肽水平下降[28]，在胰肾联合移植受者中，可以通过监测肾功能诊断出排斥反应，必要时借助胰腺活检诊断。

胰岛素抵抗型复发糖尿病的主要表现为无排斥反应状态下的高血糖，同时伴口服葡萄糖耐量试验（oral glucose tolerance test，OGTT）、胰岛素释放试验、C肽释放试验和糖化血红蛋白异常。

7.3 病理及诊断

7.3.1 *组织学诊断* （1）自身免疫型复发糖尿病组织学上早期特征为单核细胞浸润和β细胞选择性丢失的胰岛炎[21]；（2）主要造成胰岛素分泌细胞（β细胞）破坏，而其他类型的细胞（例如α细胞）基本正常；（3）腺泡组织和血管形态正常，无炎症细胞浸润；（4）免疫组化提示胰岛炎时胰岛细胞内HLA Ⅰ类抗原表达增加，炎症细胞浸润以$CD8^+$细胞为主，其与急性排斥反应的鉴别为急性排斥反应主要表现为外分泌部炎症细胞浸润和血管炎[34]。

7.3.2 *实验辅助诊断* （1）C肽水平渐进性下降[37]；（2）谷氨酸脱羧酶抗体和蛋白质酪氨酸磷酸酶样蛋白抗体阳性或滴度升高与复发相关。

对于胰岛素抵抗型复发糖尿病的资料相对较少，当前其诊断方式主要依靠实验室诊断。

7.4 治 疗

（1）多种免疫抑制和T细胞耗竭疗法，可暂时耗竭自身反应性T细胞并稳定C肽，但该方案仅短期有效[38]。自身免疫型复发糖尿病对于T细胞和B细胞靶向治疗抵抗[39]。（2）造血干细胞移植，尽管有获益证据，但远期结果及风险评估尚未完成，尤其已经接受长期免疫抑制的患者会面临更多风险[40-43]。（3）由于胰肾联合移植后复发糖尿病的诊断仅限于病例报告，因此很难总结出明确的治疗方法，可进行相关检查和优化以确保获得足够的免疫抑制，或进行免疫抑制方案的调整。

8 胰肾联合移植受者随访

8.1 术后随访内容

8.1.1 *重点病史采集* 移植后时间、病情、居住地点；询问一般性问题，如体质量、血压、尿量、血糖，有无脚踝或眼睑水肿等；询问与长期并发症有关的具体问题；记录药物的使用情况；注意患者是否服用不必要的药物；此外，对于受者潜在的心理和社会问题也应予以重视[44-45]。

8.1.2 *常规检查* 包括血、尿常规，血生化常规，血、尿淀粉酶，血脂肪酶，糖化血红蛋白、C 肽，免疫抑制剂血药浓度，移植肾与移植胰腺超声（表 3）。

8.1.3 *特殊检查* 检测淋巴细胞亚群、免疫球蛋白系列、病毒（BK 病毒、CMV、EBV、JC 病毒、乙型肝炎病毒、丙型肝炎病毒等）、群体反应性抗体（panel reactive antibody，PRA）、DSA、肾小管功能检测、糖代谢检测、骨代谢检测、心功能检测等，条件允许可进行移植肾程序性活检。

8.1.4 *肿瘤筛查* 胸部 CT 或 X 线胸片，便常规 + 潜血，胃镜、肠镜，腹部、泌尿系统、甲状腺超声，膀胱镜，并行肿瘤标志物检测；男性还需检测前列腺特异性抗原；女性还需行乳腺和妇科方面相应检测。

8.2 术后随访的指导

健康教育：建立成熟随访制度体系，利用交谈、书面、新媒体等方式不定期给予患者各种康复相关健康教育，并对患者信息进行登记。

生活指导：发放随访记录本，指导患者自我监测，记录血压、尿量、血糖，检查结果等，加强服药、饮食、运动等生活方面指导，提高遵医嘱、按时随访的意识。

预防感染：术后早期减少到人群集中且通风差的场所，居室清洁通风，不宜养宠物、花草等。

8.3 生活质量调查

根据卡诺夫斯基指数的 4 个指标评价生活质量：健康状况，生活管理，生活满意度和健康满意度[46]。按 1（低）到 5（高）评分记录每位患者 4 种参数。总分为 4 种参数之和（总分最高为 20）。

健康测量量表 SF-36：包括 8 个维度，每个维度包含 2~10 个条目，共 36 个条目，躯体健康、躯体角色功能、躯体疼痛、总体健康、精力、社会功能、情绪角色功能、心理健康[47-49]。

执笔作者：付迎欣　王　振　赵　杰

主审专家：

石炳毅　中国人民解放军总医院第八医学中心

刘永锋　中国医科大学附属第一医院

审稿专家：

程　颖　中国医科大学附属第一医院

陈　正　广州医科大学附属第二医院

郭文治　郑州大学第一附属医院

林　俊　首都医科大学友谊医院

冉江华　昆明市第一医院

孙煦勇　广西医科大学第二附属医院

田普训　西安交通大学第一附属医院

温　浩　新疆医科大学第一附属医院

徐明清　四川大学华西医院

表 3　胰肾联合移植随访频次

Table 3　Follow-up frequency of combined pancreas-kidney transplantation

指标	术后 1~3 个月	术后 4~6 个月	术后 7~12 个月	术后 1 年以后
血常规	1 次 / 周	1 次 /2 周	1 次 /2~3 周	1 次 / 月
生化	1 次 / 周	1 次 /2 周	1 次 /2~3 周	1 次 / 月
尿常规	1 次 / 周	1 次 /2 周	1 次 /2~3 周	1 次 / 月
血药浓度	1 次 / 周	1 次 /2 周	1 次 /2~3 周	1 次 / 月
C 肽、糖化血红蛋白	1 次 / 月	1 次 /3 个月	1 次 / 半年	
PRA	视情况定	1 次 / 年		
肾脏、胰腺超声	1 次 / 月	1 次 /3 个月	1 次 / 半年	
胸部 CT 或 X 线胸片	视情况定	1 次 / 年		
骨扫描	视情况定	1 次 / 年		
心电图、超声心动图	视情况定	1 次 / 年		

王树森 天津市第一中心医院
王彦峰 武汉大学中南医院
周 华 山西省第二人民医院
钟 林 上海交通大学附属第一人民医院
曾 力 海军军医大学附属长海医院
朱晓峰 中山大学附属第一医院

参考文献：

[1] 纪立农．丰富中国2型糖尿病防治措施的临床证据链，建立基于中国人群证据的糖尿病防治指南——纪念第1版《中国2型糖尿病防治指南》发布10周年［J］．中国糖尿病杂志，2014,22(1):1-4. DOI:10.3969/j.issn. 1006-6187.2014.01.001.
JI LN. To enrich the clinical evidence chain of prevention and treatment measures of type 2 diabetes in China and to establish guideline for prevention and treatment of diabetes based on Chinese population evidence: marking the tenth anniversary of the first edition of Chinese diabetes guidelines for type 2 diabetes[J]. Chin J Diabetes,2014,22(1):1-4. DOI:10.3969/j.issn.1006-6187.2014.01.001.

[2] WANG L, GAO P, ZHANG M, et al. Prevalence and ethnic pattern of diabetes and prediabetes in China in 2013[J]. JAMA, 2017, 317(24):2515-2523. DOI: 10.1001/jama.2017.7596.

[3] 中华医学会糖尿病学分会．中国2型糖尿病防治指南（2017年版）［J］．中华糖尿病杂志，2018,10(1):4-67. DOI:10.3760/cma.j.issn.1674-5809.2018.01.003.
Branch of Diabetes of Chinese Medical Association. Guidelines for the prevention and treatment of type 2 diabetes in China (2017 edition) [J]. Chin J Diabetes Mellit,2018,10(1):4-67. DOI:10.3760/cma.j.issn.1674-5809.2018.01.003.

[4] QI C, MAO X, ZHANG Z, et al. Classification and differential diagnosis of diabetic nephropathy[J]. J Diabetes Res, 2017:8637138. DOI: 10.1155/2017/8637138.

[5] 中华医学会内分泌学分会．中国成人糖尿病肾脏病临床诊断的专家共识［J］．糖尿病临床，2016,10(6):243-253. DOI:10.3969/j.issn.1672-7851.2016.06.003.
Branch of Endocrinology of Chinese Medical Association. Expert consensus on clinical diagnosis of diabetic kidney disease in Chinese adults[J]. Diabetes World,2016,10(6):243-253. DOI:10.3969/j.issn.1672-7851.2016.06.003.

[6] 中华医学会器官移植学分会，中国医师协会器官移植医师分会．中国胰腺移植诊疗指南(2016版)[J]．中华器官移植杂志，2016,37(10):627-634. DOI:10.3760/cma.j.issn.0254-1785.2016.10.010.
Branch of Organ Transplantation of Chinese Medical Association, Branch of Organ Transplant Physician of Chinese Medical Doctor Association. Guidelines for diagnosis and treatment of pancreatic transplantation in China (2016 edition) [J]. Chin J Organ Transplant,2016,37(10):627-634.DOI:10.3760/cma.j.issn.0254-1785.2016.10.010.

[7] MITTAL S, GOUGH SC. Pancreas transplantation: a treatment option for people with diabetes[J]. Diabet Med, 2014, 31(5):512-521. DOI: 10.1111/dme.12373.

[8] MEIRELLES JÚNIOR RF, SALVALAGGIO P, PACHECO-SILVA A. Pancreas transplantation: review[J]. Einstein (Sao Paulo), 2015, 13(2):305-309. DOI: 10.1590/S1679-45082015RW3163.

[9] 付迎欣，王辉，冯钢，等．胰肾联合移植145例单中心回顾分析［J］．中华器官移植杂志，2019,40(5):260-265. DOI: 10.3760/cma.j.issn.0254-1785.2019.05.002.
FU YX, WANG H, FENG G, et al. A retrospective study of simultaneous pancreas-kidney transplantation from a single-center experience[J]. Chin J Organ Transplant,2019,40(5):260-265.DOI:10.3760/cma.j.issn.0254-1785.2019.05.002.

[10] 明长生．终末期糖尿病肾病患者移植术前的评估与处理［J］．中华器官移植杂志，2008,29(1):47-48.DOI:10.3760/cma.j.issn.0254-1785.2008.01.014.
MING CS. Pre-transplant evaluation and management of end-stage diabetic nephropathy patients [J]. Chin J Organ Transplant,2008,29(1):47-48. DOI: 10.3760/cma.j.issn.0254-1785.2008.01.014.

[11] MITTAL S, JOHNSON P, FRIEND P. Pancreas transplantation: solid organ and islet[J]. Cold Spring Harb Perspect Med, 2014, 4(4):a015610. DOI: 10.1101/cshperspect.a015610.

[12] SHYR YM, WANG SE, CHEN SC, et al. Reappraisal of pancreas transplantation[J]. J Chin Med Assoc, 2019, 82(7):531-534. DOI: 10.1097/JCMA.0000000000000122.

[13] 石炳毅，郑树森，刘永锋．中国器官移植临床诊疗指南（2017版）［M］．北京：人民卫生出版社，2017.

[14] PHILOSOPHE B, FARNEY AC, SCHWEITZER EJ, et al. Superiority of portal venous drainage over systemic venous drainage in pancreas transplantation: a retrospective study[J]. Ann Surg, 2001, 234(5):689-696.

[15] STRATTA RJ, SHOKOUH-AMIRI MH, EGIDI MF, et al. A prospective comparison of simultaneous kidney-pancreas transplantation with systemic-enteric versus portal-enteric drainage[J]. Ann Surg, 2001, 233(6): 740-751.

[16] PETRUZZO P, LAVILLE M, BADET L, et al. Effect of

venous drainage site on insulin action after simultaneous pancreas-kidney transplantation[J]. Transplantation, 2004, 77(12):1875-1879.

[17] 宋文利，莫春柏，付迎欣，等．门静脉回流式肠道引流的同侧胰肾联合移植术四例 [J]. 中华器官移植杂志,2009,30(11):660-662. DOI:10.3760/cam.j.issn.0254-1785.2009.11.005.
SONG WL, MO CB, FU YX, et al. Enteric-portal venin drainage in simultaneous pancreas-kidney transplantation: a report of 4 cases[J]. Chin J Organ Transplant, 2009,30(11):660-662.DOI:10.3760/cam.j.issn.0254-1785.2009.11.005.

[18] YOUNG CJ. Are there still roles for exocrine bladder drainage and portal venous drainage for pancreatic allografts?[J]. Curr Opin Organ Transplant, 2009, 14(1):90-94. DOI: 10.1097/MOT.0b013e328320a8d9.

[19] LAM VW, PLEASS HC, HAWTHORNE W, et al. Evolution of pancreas transplant surgery[J]. ANZ J Surg, 2010, 80(6):411-418. DOI: 10.1111/j.1445-2197.2010.05309.x.

[20] 中华医学会器官移植学分会．肾移植术后外科并发症处理技术操作规范（2019 版）[J]. 器官移植，2019,10(6): 653-660. DOI: 10.3969/j.issn.1674-7445.2019.06.004.
Branch of Organ Transplantation of Chinese Medical Association. Technical operation specification for treatment of surgical complications after renal transplantation (2019 edition)[J]. Organ Transplant,2019,10(6):653-660. DOI:10.3969/j.issn.1674-7445.2019.06.004.

[21] MARTINS LS. Autoimmune diabetes recurrence should be routinely monitored after pancreas transplantation[J]. World J Transplant, 2014, 4(3):183-187. DOI: 10.5500/wjt.v4.i3.183.

[22] NADALIN S, GIROTTI P, KÖNIGSRAINER A. Risk factors for and management of graft pancreatitis[J]. Curr Opin Organ Transplant, 2013, 18(1):89-96. DOI: 10.1097/MOT.0b013e32835c6f0f.

[23] TROPPMANN C. Complications after pancreas transplantation[J]. Curr Opin Organ Transplant, 2010, 15(1):112-118. DOI: 10.1097/MOT.0b013e3283355349.

[24] NATH DS, GRUESSNER A, KANDASWAMY R, et al. Late anastomotic leaks in pancreas transplant recipients - clinical characteristics and predisposing factors[J]. Clin Transplant, 2005, 19(2):220-224.

[25] STRATTA RJ, ROGERS J, ORLANDO G, et al. Depleting antibody induction in simultaneous pancreas-kidney transplantation: a prospective single-center comparison of alemtuzumab versus rabbit anti-thymocyte globulin[J]. Expert Opin Biol Ther, 2014, 14(12):1723-1730. DOI: 10.1517/14712598.2014.953049.

[26] KANDASWAMY R, STOCK PG, SKEANS MA, et al. OPTN/SRTR 2011 annual data report: pancreas[J]. Am J Transplant, 2013, 13 (Suppl 1):47-72. DOI: 10.1111/ajt.12020.

[27] KANDASWAMY R, STOCK PG, GUSTAFSON SK, et al. OPTN/SRTR 2017 annual data report: pancreas[J]. Am J Transplant, 2019, 19(Suppl 2): 124-183. DOI: 10.1111/ajt.15275.

[28] WATSON CJ. The current challenges for pancreas transplantation for diabetes mellitus[J]. Pharmacol Res, 2015, 98:45-51. DOI: 10.1016/j.phrs.2015.01.005.

[29] MONTERO N, WEBSTER AC, ROYUELA A, et al. Steroid avoidance or withdrawal for pancreas and pancreas with kidney transplant recipients[J]. Cochrane Database Syst Rev, 2014(9): CD007669. DOI: 10.1002/14651858.CD007669.pub2.

[30] REDFIELD RR, KAUFMAN DB, ODORICO JS. Diagnosis and treatment of pancreas rejection[J]. Curr Transplant Rep, 2015,2(2):169-175.

[31] NIEDERHAUS SV, LEVERSON GE, LORENTZEN DF, et al. Acute cellular and antibody-mediated rejection of the pancreas allograft: incidence, risk factors and outcomes[J]. Am J Transplant, 2013, 13(11):2945-2955. DOI: 10.1111/ajt.12443.

[32] DE KORT H, ROUFOSSE C, BAJEMA IM, et al. Pancreas transplantation, antibodies and rejection: where do we stand?[J]. Curr Opin Organ Transplant, 2013, 18(3):337-344. DOI: 10.1097/MOT.0b013e3283614a5c.

[33] GUNTHER BROCKMANN J, BUTT A, ALHUSSAINI HF, et al. Protocol duodenal graft biopsies aid pancreas graft surveillance[J]. Transplantation, 2019, 103(3):622-629. DOI: 10.1097/TP.0000000000002412.

[34] 中华医学会器官移植学分会．移植胰腺病理学临床操作规范 (2019 版)[J]. 器官移植 ,2019,10(6):628-637. DOI:10.3969/j.issn.1674-7445.2019.06.002.
Branch of Organ Transplantation of Chinese Medical Association. Clinical operation specification for pancreas allograft pathology (2019 edition) [J]. Organ Transplant, 2019,10(6):628-637. DOI: 10.3969/j.issn.1674-7445.2019.06.002.

[35] HAAS M, LOUPY A, LEFAUCHEUR C, et al. The Banff 2017 Kidney Meeting Report: revised diagnostic criteria for chronic active T cell-mediated rejection, antibody-mediated rejection, and prospects for integrative endpoints for next-generation clinical trials[J]. Am J Transplant, 2018, 18(2):293-307. DOI: 10.1111/ajt.14625.

[36] LOUPY A, HAAS M, SOLEZ K, et al. The Banff 2015

Kidney Meeting Report: current challenges in rejection classification and prospects for adopting molecular pathology[J]. Am J Transplant, 2017, 17(1):28-41. DOI: 10.1111/ajt.14107.

[37] PUGLIESE A, REIJONEN HK, NEPOM J, et al. Recurrence of autoimmunity in pancreas transplant patients: research update[J]. Diabetes Manag (Lond), 2011, 1(2):229-238.

[38] CHATENOUD L, WARNCKE K, ZIEGLER AG. Clinical immunologic interventions for the treatment of type 1 diabetes[J]. Cold Spring Harb Perspect Med, 2012,2(8): a007716. DOI: 10.1101/cshperspect.a007716.

[39] BURKE GW 3RD, VENDRAME F, PILEGGI A, et al. Recurrence of autoimmunity following pancreas transplantation[J]. Curr Diab Rep, 2011, 11(5):413-419. DOI: 10.1007/s11892-011-0206-y.

[40] VOLTARELLI JC, COURI CE, STRACIERI AB, et al. Autologous nonmyeloablative hematopoietic stem cell transplantation in newly diagnosed type 1 diabetes mellitus[J]. JAMA, 2007, 297(14):1568-1576.

[41] PENAFORTE-SABOIA JG, MONTENEGRO RM JR, COURI CE, et al. Microvascular complications in type 1 diabetes: a comparative analysis of patients treated with autologous nonmyeloablative hematopoietic stem-cell transplantation and conventional medical therapy[J]. Front Endocrinol (Lausanne), 2017, 8:331. DOI: 10.3389/fendo.2017.00331.

[42] ZHANG X, YE L, HU J, et al. Acute response of peripheral blood cell to autologous hematopoietic stem cell transplantation in type 1 diabetic patient[J]. PLoS One, 2012,7(2):e31887. DOI: 10.1371/journal.pone.0031887.

[43] COURI CE, VOLTARELLI JC. Autologous stem cell transplantation for early type 1 diabetes mellitus[J]. Autoimmunity, 2008, 41(8):666-672. DOI: 10.1080/08916930802200208.

[44] ISLA PERA P, MONCHO VASALLO J, GUASCH ANDREU O, et al. Impact of simultaneous pancreas-kidney transplantation: patients' perspectives[J]. Patient Prefer Adherence, 2012, 6:597-603. DOI: 10.2147/PPA.S35144.

[45] LANGENBACH M, STIPPEL D, BECKURTS KT, et al. How do patients experience their body after simultaneous pancreas-kidney transplantation? [J]. Z Psychosom Med Psychother, 2004, 50(1):86-102.

[46] JOSEPH JT, BAINES LS, MORRIS MC, et al. Quality of life after kidney and pancreas transplantation: a review[J]. Am J Kidney Dis, 2003, 42(3):431-445.

[47] 邰强，何晓顺，巫林伟，等．胰肾联合移植术后的生命质量评估 [J]. 南方医科大学学报 ,2010,30(9):2089-2092. DOI:10.3969/j.issn.1673-4254.2010.09.017.
TAI Q, HE XS, WU LW, et al. Evaluation of quality of life after simultaneous pancreas-kidney transplantation[J]. J Southern Med Univ,2010,30(9):2089-2092. DOI:10.3969/j.issn.1673-4254.2010.09.017.

[48] BROCK D. Quality of life measures in health care and medical ethics [M]// NUSSBAUM M, SEN S. Quality of Life. Oxford: Clarendon Press, 1993: 95.

[49] WARE JE. The SF-36 health survey. manual and interpretation guide[M]. Boston: The Medical Outcomes Trust, 1993.

（收稿日期：2020-03-03）
（本文编辑：邬加佳 吴秋玲）